中华护理学会科普系列丛书

肠造口
自我护理问答

主　编　吴欣娟　张素秋　周玉洁

执行主编　胡晋平　宋江莉

人民卫生出版社
·北京·

图书在版编目（CIP）数据

肠造口自我护理问答 / 吴欣娟,张素秋,周玉洁主编. -- 北京:人民卫生出版社,2024.10（2025.3重印）.（中华护理学会科普系列丛书）. -- ISBN 978-7-117-36918-3

Ⅰ. R473.57-44

中国国家版本馆 CIP 数据核字第 2024GM8881 号

| 人卫智网 | www.ipmph.com | 医学教育、学术、考试、健康，购书智慧智能综合服务平台 |
| 人卫官网 | www.pmph.com | 人卫官方资讯发布平台 |

中华护理学会科普系列丛书
肠造口自我护理问答
Zhonghua Huli Xuehui Kepu Xilie Congshu
Changzaokou Ziwo Huli Wenda

主　　编：吴欣娟　张素秋　周玉洁
出版发行：人民卫生出版社（中继线 010-59780011）
地　　址：北京市朝阳区潘家园南里 19 号
邮　　编：100021
E - mail：pmph @ pmph.com
购书热线：010-59787592　010-59787584　010-65264830
印　　刷：北京建宏印刷有限公司
经　　销：新华书店
开　　本：710×1000　1/16　印张：5
字　　数：63 千字
版　　次：2024 年 10 月第 1 版
印　　次：2025 年 3 月第 3 次印刷
标准书号：ISBN 978-7-117-36918-3
定　　价：59.00 元
打击盗版举报电话：010-59787491　E-mail：WQ @ pmph.com
质量问题联系电话：010-59787234　E-mail：zhiliang @ pmph.com
数字融合服务电话：4001118166　E-mail：zengzhi @ pmph.com

主　　编　吴欣娟　张素秋　周玉洁

执行主编　胡晋平　宋江莉

副 主 编　金鲜珍　赵朋伟

编　　者（以姓氏笔画为序）

　　　　　田　丽（首都医科大学附属北京友谊医院）

　　　　　吕　颀（北京大学第三医院）

　　　　　乔莉娜（西安交通大学第一附属医院）

　　　　　刘　君（北京大学第三医院）

　　　　　吴欣娟（中华护理学会）

　　　　　宋江莉（中华护理学会）

　　　　　张素秋（中国中医科学院广安门医院）

　　　　　金鲜珍（西安交通大学第一附属医院）

　　　　　周玉洁（北京大学第三医院）

　　　　　赵朋伟（西安交通大学第一附属医院）

　　　　　胡晋平（北京大学第三医院）

　　　　　徐洪莲（海军军医大学第一附属医院）

　　癌症统计报告显示，全球结直肠癌发病率上升迅速。肠造口术是结直肠癌最常见的手术方式之一，手术虽然挽救了患者的生命，但会面临长期甚至终身通过肠造口排便；不恰当的肠造口自我护理会引发相应生理、心理问题，甚至影响患者生活质量，增加患者的经济负担。

　　《健康中国行动（2019—2030年）》指出："根据不同人群特点有针对性地加强健康教育与促进，让健康知识、行为和技能成为全民普遍具备的素质和能力。"本书面向肠造口患者、照护者及相关医护工作者，力图通过科普教育指导患者正视肠造口、提高专业人员科普水平及患者自我护理能力、减少肠造口相关并发症的发生，最终帮助患者提高生活质量！

　　肠造口手术后外在形象及排便功能的变化，常常导致患者存在自卑、抑郁等心理问题，对亲人、朋友、同事以及社会产生疏离感。针对此类患者的心理特点，本书以积极、乐观的态度将肠造口比喻为一朵独一无二的"玫瑰花"，将肠造口手术后的生活誉为"玫瑰人生"；在每章前均设置一段导语，激励患者逐渐认识、适应并掌握护理造口的知识与技能。

　　本书包含100余个知识点，均为临床实践中收集的、能充分代表肠造口患者自我护理过程中常见疑惑的内容，以患者的视角，从不同维度梳理、凝练出患者最为关注的话题。编写采用知识问答形式和通俗易懂的语言，将复杂、深奥的专科知识转化，以"短、精、简"的图文并茂形式传递给读者。编写形式和内容能满足不同年龄、文化背景及知识水平读者的需求。

衷心希望《肠造口自我护理问答》能成为读者的良师益友。尽管我们在本书的编写过程中付出了许多辛苦和努力，但由于编写水平有限，难免有不足之处，敬请广大读者不吝指正。

吴欣娟　张素秋　周玉洁
2024 年 4 月

目 录

第一章

认识肠造口

这世界上有无数朵绚丽绽放的花，但只有你身上的是朵独一无二的玫瑰。都说造口如玫瑰，但你是否了解自己身上的这朵玫瑰呢？又有多少人和你一样拥有它呢？本章我们将揭开这朵玫瑰的神秘面纱，让大家快速认识什么是肠造口，从而知道怎么去珍爱它、呵护它，让它陪伴我们走出一段"玫瑰人生"。

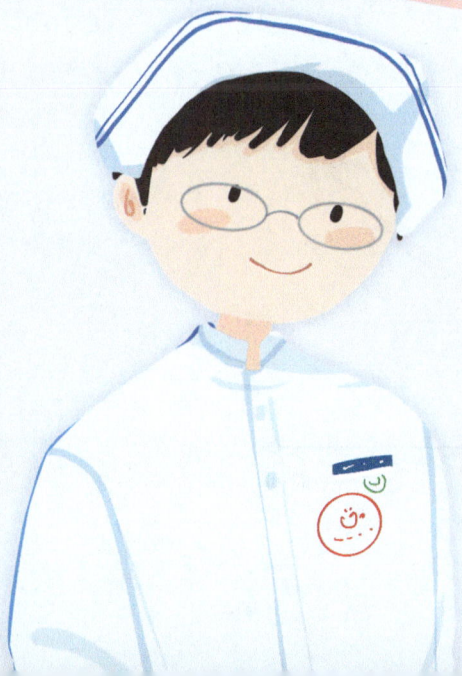

Q 1. 什么是肠造口？

肠造口是指通过手术将病变的肠段切除，在腹壁开口，并将一段肠管拉出腹腔缝合于腹壁开口处，用于排泄粪便。

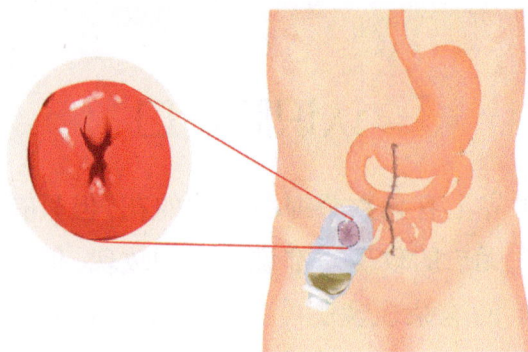

肠造口

Q 2. 目前有多少肠造口患者？

据统计，我国肠造口患者累计人数已超过 100 万例，并且以每年 10 万例的速度不断增长。

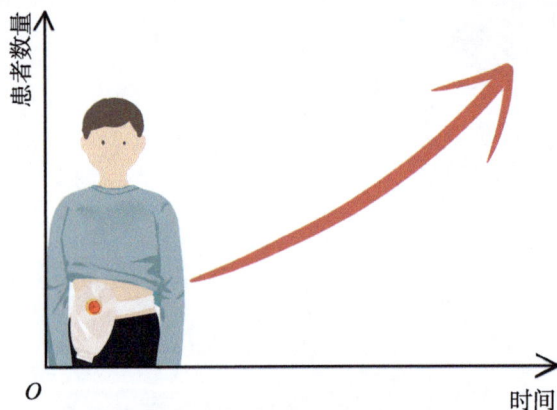

我国肠造口患者数量

3. 人体肠道的解剖结构和生理功能是什么？

人体肠道包括小肠、大肠，终止于肛门。小肠全长约 4～6m，包括十二指肠、空肠和回肠，是负责食物消化吸收的主要器官，盘曲于腹腔内。大肠包括结肠、直肠。其中结肠位于小肠和直肠之间，包括盲肠、升结肠、横结肠、降结肠和乙状结肠，全长约 1.5m；主要生理功能是吸收水分、储存和转运粪便。直肠长约 12～15cm，位于盆腔的后部，主要功能是贮存粪便、引发便意及排泄粪便。直肠可吸收少量的水、盐、葡萄糖、一部分药物，并分泌黏液以利排便。直肠末端与肛门之间为肛管，长约 3～4cm，主要功能是排泄粪便。

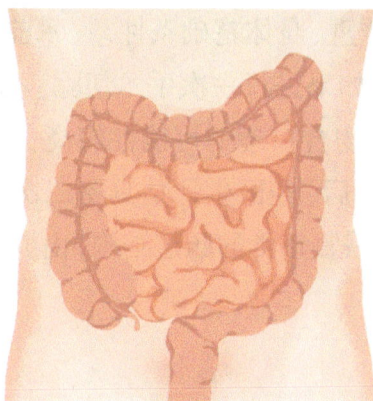

人体肠道示意图

4. 肠造口是什么样子的？

肠造口具有以下特征：
（1）形状大多呈圆形或椭圆形，高出皮肤 1～2cm。
（2）肠管黏膜颜色红润、有光泽、柔软、有弹性。
（3）肠管黏膜和相邻皮肤生长愈合紧密、无分离及缺损。

（4）周围皮肤颜色正常、完整，无皮疹、瘙痒、疼痛等不适。

（5）排气、排便顺畅。

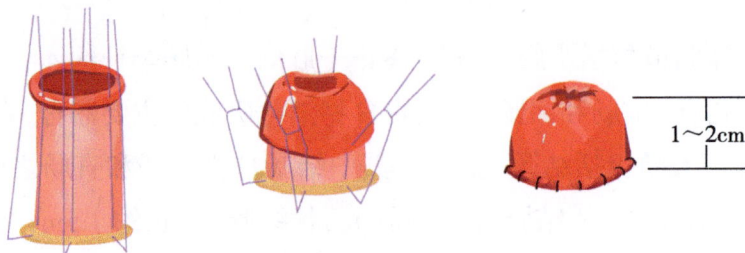

肠造口的基本形态

Q 5. 什么情况下需要做临时性肠造口？

当患者肠梗阻严重、身体基础条件差、术前做了新辅助放化疗、肿瘤位置较低等时，如果进行一次手术切除病变肠管并直接吻合两断端肠管，术后发生吻合口瘘的可能性较高，此时大多行临时性肠造口。待吻合口愈合后，经医生评估具备二次手术条件，则将造口关闭并送回腹腔内，恢复正常的肠道结构，由肛门排泄粪便。

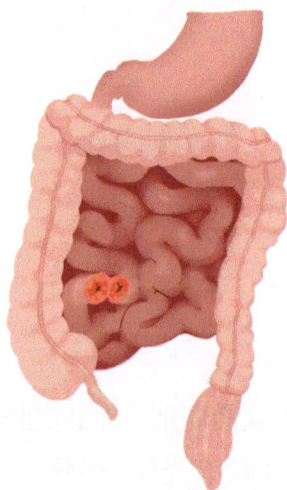

临时性肠造口

6. 临时性肠造口什么时候还纳？

待患者一般情况好转后，进食、排便无异常，无肠梗阻，远端肠管吻合口愈合良好，考虑再次手术（一般为术后 3~6 个月）还纳闭合造口。

7. 什么情况下需要做永久性肠造口？

永久性肠造口多为单腔造口，常见于直肠癌患者接受"经腹会阴联合根治性切除术"后，由于不能保留肛门，就需要行永久性乙状结肠造口。另外，某些大肠癌肿瘤无法切除时通常也会行永久性肠造口。

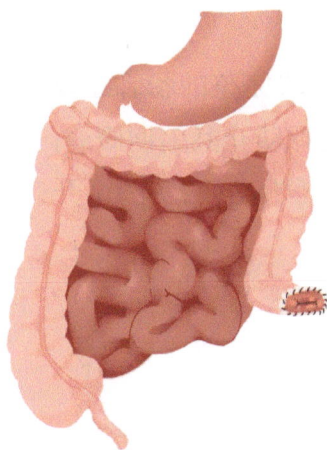

永久性肠造口

8. 什么是端式造口？

端式造口也称单腔造口，指肠造口黏膜仅有一个出口。通常为切除病变的肠段后，将近端肠管拉出至腹壁并缝合在皮肤表面，远端肠管多切除或封闭置于腹腔内。

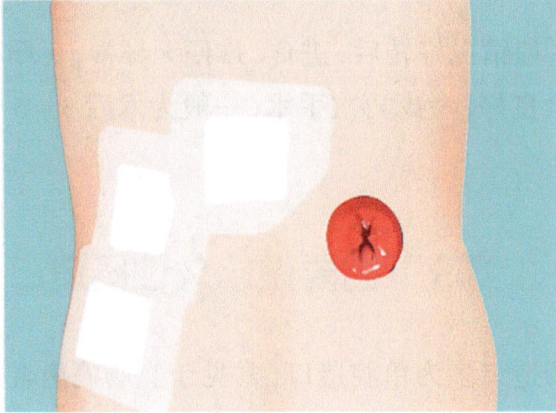

端式造口

Q9. 什么是袢式造口？

袢式造口是指将一段完整的肠管经腹壁切口拉出，肠管不完全切断，同时用支撑棒支撑防止其缩回腹腔内。外翻的肠黏膜可见两个开口，一个开口具有排泄功能，另一个开口没有排泄功能。

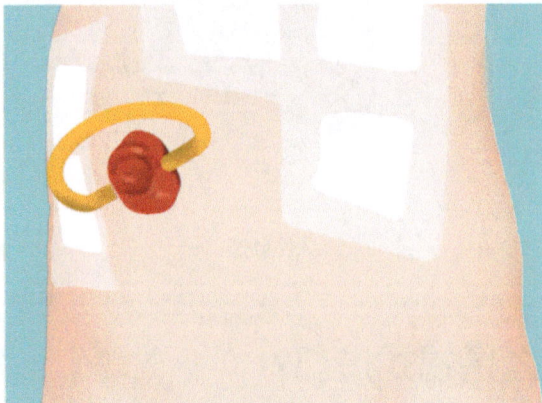

袢式造口

10. 何时拔除肠造口支撑棒？

　　肠造口支撑棒大多留置 1～2 周。留置期间，需要观察支撑棒是否松脱、是否过紧压迫肠黏膜及皮肤。部分患者的支撑棒留置时间会根据手术中具体情况决定。

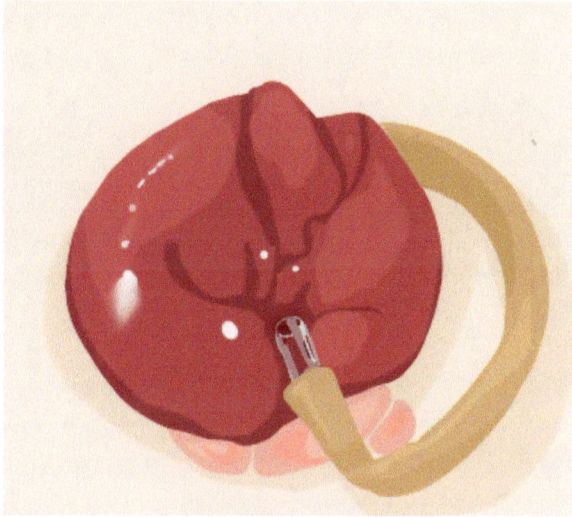

袢式造口支撑棒

第二章

学会更换造口袋

玫瑰需要阳光的照耀、雨露的滋润，才能茁壮成长。好花常带刺，相拥有技巧。怎么对肠造口"察言观色"、精心照料呢？又怎么与它形影不离、和谐共处呢？本章将为您答疑解惑肠造口照护的每个细微环节。让我们一起用心浇灌，让它成为一朵婀娜多姿的"玫瑰"。

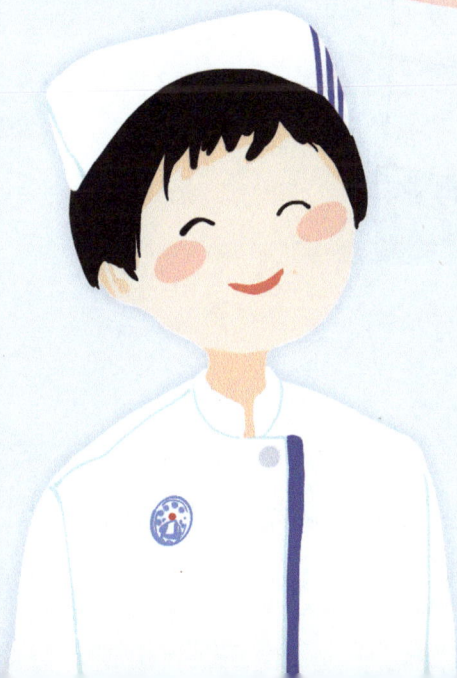

Q 1. 何时需要排空造口袋？

何时排空造口袋里的排泄物应视排泄物的形态而定。如排泄物较稀薄，当接近造口袋 1/3 满，最多不超过 1/2 满时就要排空；如排泄物为固体，推荐在每次排泄后排放。

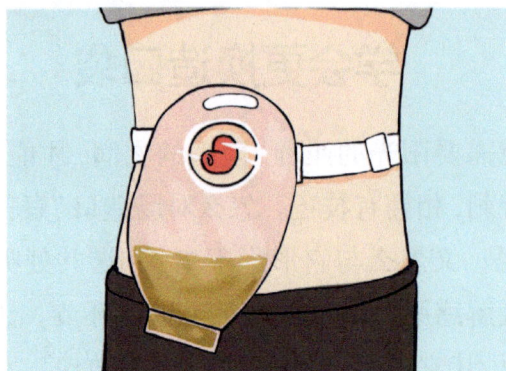

造口袋 1/3 满

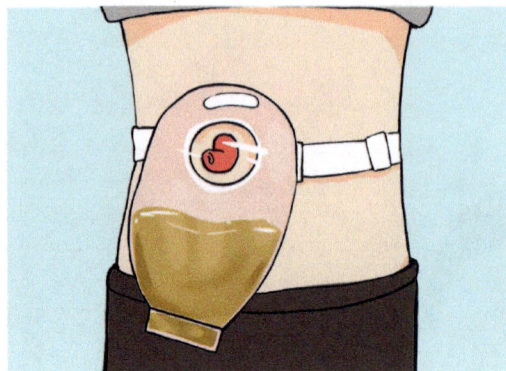

造口袋 1/2 满

Q 2. 造口底盘多久更换一次？

排泄物较成形者，建议 5~7 天更换一次造口底盘；如果排泄物呈水样或糊状,可 3 ~ 5 天更换一次;一旦发生造口底盘下渗漏的情况,应立即更换。

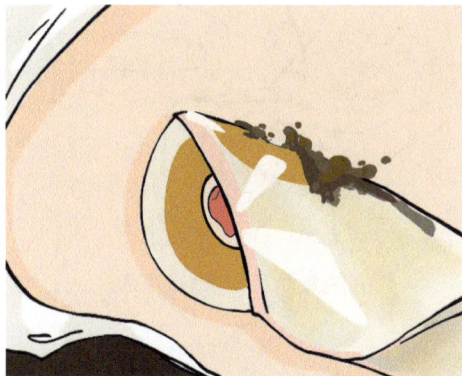

粪便渗漏出造口袋

3. 一般选择什么时间更换造口底盘?

宜选晨起空腹时更换造口底盘,经过一夜的消化和排空,此时更换可避免操作过程中粪便排出;也可以在饭前或饭后 2 ~ 4 小时,充分排空肠道后,再进行更换。

4. 如何正确揭除造口底盘?

揭除造口底盘时注意动作要轻柔,一手按压造口上方皮肤,另一手自上而下、缓慢揭除造口底盘。动作不可过快、用力过猛,操作过程中关注黏胶从皮肤上分离时的难易程度和患者的疼痛感受。

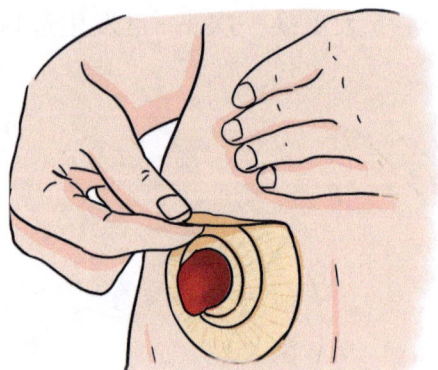

自上而下揭除造口底盘

Q 5. 造口底盘揭除困难怎么办？

　　如果遇到造口底盘揭除困难，可以使用黏胶去除剂，向造口底盘黏胶顶部和边缘喷射，静待数秒，再轻轻揭除底盘。如果仍有粘连，可再次喷射。

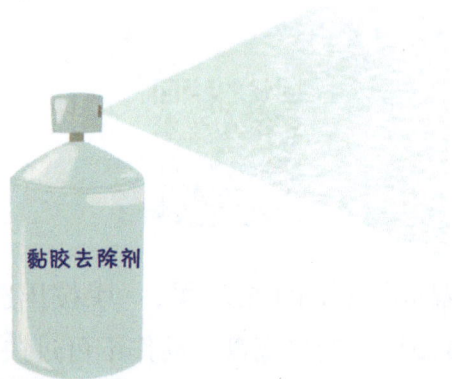

黏胶去除剂

6. 清洁造口和周围皮肤时需要注意什么？

应使用不含乙醇的湿巾、棉柔洁净的纸巾或柔软的小毛巾蘸取清水，轻柔擦拭，自然待干。不宜使用粗糙的布类、皮肤消毒剂、吹风机等物品。

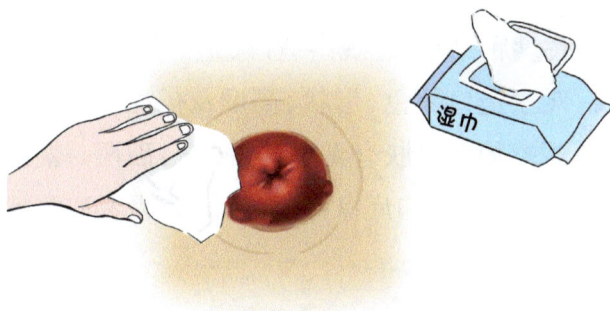

清洁造口和周围皮肤

7. 肠造口周围体毛如何清理？

体毛轻者不用刻意清理，揭除造口底盘时可使用黏胶去除剂。体毛重者在每次更换新造口底盘时使用不易导致过敏的去毛剂或剃刀将毛发去除。

注意：去除毛发时须自造口边缘处皮肤起始向周围剃除，勿损伤皮肤。

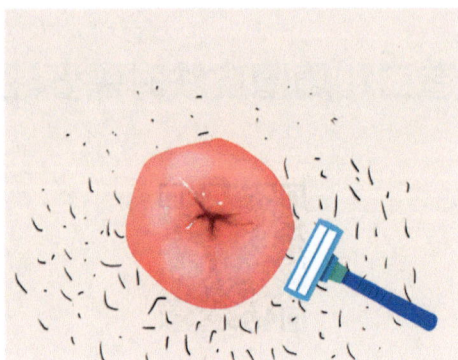

剔除造口周围毛发

8. 造口底盘揭除后需要观察什么？

揭除造口底盘后，应注意观察造口、造口周围皮肤及造口底盘。

（1）造口：观察造口颜色、形状、高度及排泄物颜色、性状和量。

（2）皮肤：观察周围皮肤有无发红、浸渍、破溃、增生等。

（3）造口底盘：观察造口底盘背面有无渗漏及黏胶溶解变色范围。

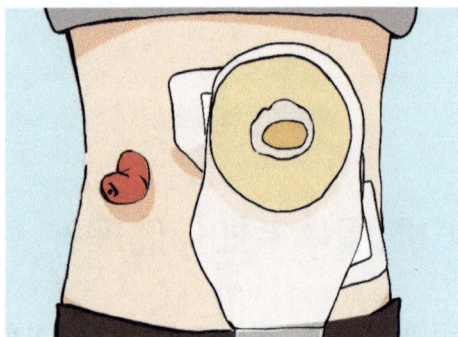

观察造口、造口周围皮肤及造口底盘溶解变色情况

9. 为什么要观察造口底盘溶解变色情况？

根据造口底盘溶解变色的范围，可以个体化调整更换造口底盘的频率。当造口底盘溶解变色距离中心孔边缘大于 3cm 时，造口底盘更换间隔时间在原基础上减少 3 天；大于 2cm 时，造口底盘更换间隔时间在原基础上减少 2 天；大于 1cm 时，造口底盘更换间隔时间在原基础上减少 1 天；小于 1cm 时，造口底盘更换间隔时间不变。

10. 如何裁剪出合适的造口底盘？

使用造口测量尺测量造口根部的尺寸；裁剪的造口底盘比实际测量值大 1~2mm。不规则造口或裁剪难度大时，可寻求造口门诊护士的指导和帮助，以防裁剪太大导致皮炎发生，或裁剪太小摩擦刺激造口黏膜引起出血及肉芽肿等并发症的发生。

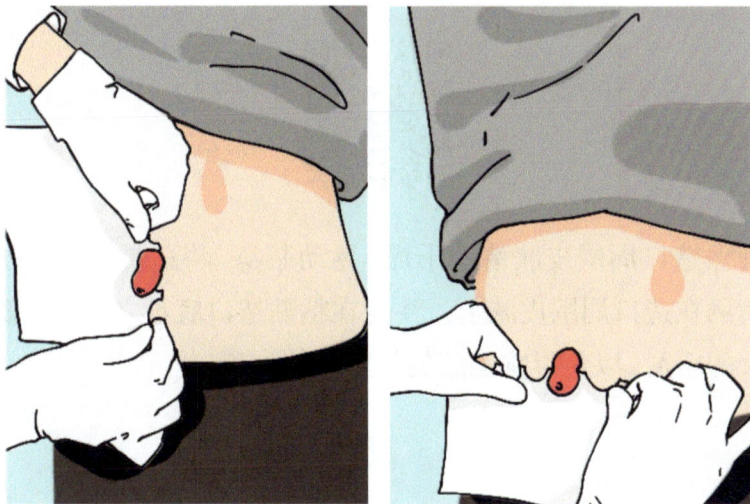

测量造口根部的尺寸

11. 什么是造口护理"三件宝"？

造口护理三件宝分别为：造口护肤粉、皮肤保护膜、造口防漏可塑贴环（或密封环）/防漏膏。

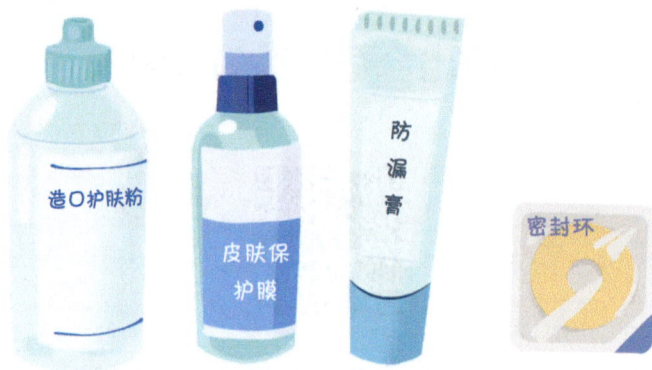

造口护理三件宝

12. 造口护肤粉如何使用？

确保造口周围皮肤清洁干燥，晃动瓶身，将适量的造口护肤粉均匀喷洒在造口周围皮肤上。注意在粘贴造口底盘之前须去除皮肤上多余的粉剂，以免影响黏胶的粘贴性能。

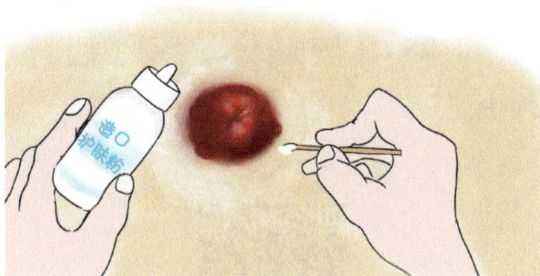

使用造口护肤粉

13. 皮肤保护膜如何使用?

皮肤保护膜一般有擦纸和喷剂两种。使用皮肤保护膜擦纸时应均匀地沿同一方向(顺时针或逆时针),从造口根部皮肤开始轻轻涂抹,至造口底盘周围粘贴边缘处皮肤;使用皮肤保护膜喷剂时,在距离皮肤 10cm 处喷,使水雾均匀覆盖至底盘粘贴范围内,待干后形成无色透明的膜状保护层。

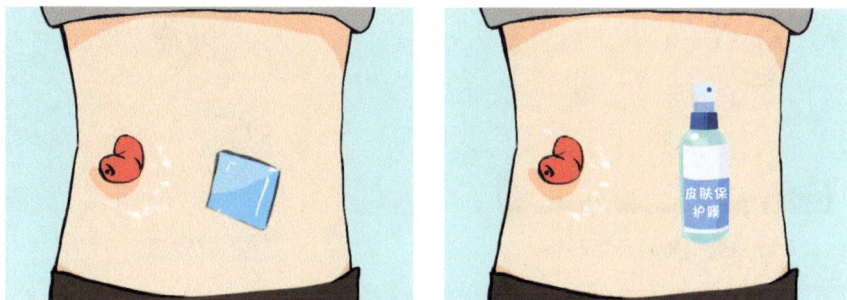

使用皮肤保护膜

14. 造口防漏可塑贴环（或密封环）和防漏膏如何使用？

一般情况下两者选择一款使用即可。

（1）造口防漏可塑贴环（或密封环）：选择适合自己的型号，撕下双面保护纸；用手拉伸塑形，使其沿造口根部贴合于造口周围皮肤；用棉签蘸清水按压平整。使用医用手套时可以蘸清水操作，以避免贴环粘在手套上；用手抚平贴环外缘使其与皮肤形成平面后再佩戴造口底盘。

（2）防漏膏：将防漏膏挤压至造口周围不平坦的皮肤上，可边挤压边用湿棉签将其抹平，使皮肤与防漏膏形成平面后再佩戴造口底盘。

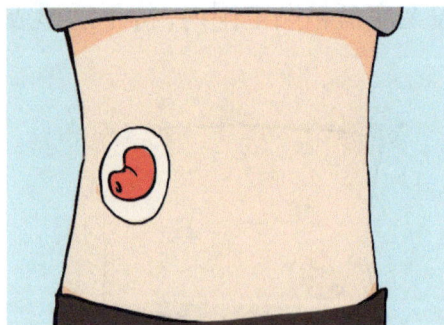

使用造口防漏可塑贴环

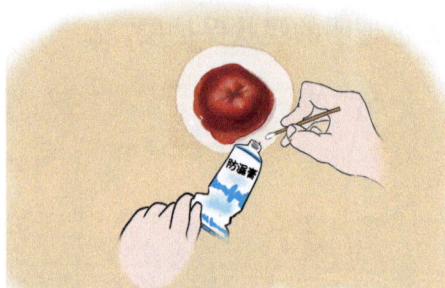

使用防漏膏

15. 如何应用造口底盘和造口袋？

揭除造口底盘的保护纸，自下而上粘贴造口底盘，手指勿接触底盘的黏胶面，以免影响粘贴效果；轻压造口底盘卡环内侧，再向卡环外侧区域加压，以保证造口底盘与皮肤紧密粘贴；然后手持造口袋，双手大拇指向上轻压，将造口袋与造口底盘扣合；扣合卡扣，听见"咔哒"声确保衔接牢固；轻拉造口袋袋体，确保佩戴良好；封闭造口袋开口。

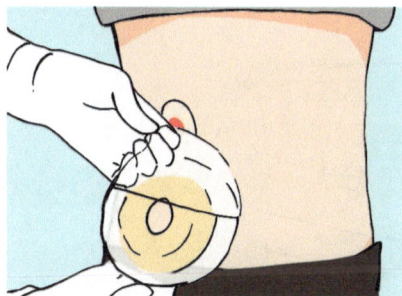

揭除造口底盘的保护纸

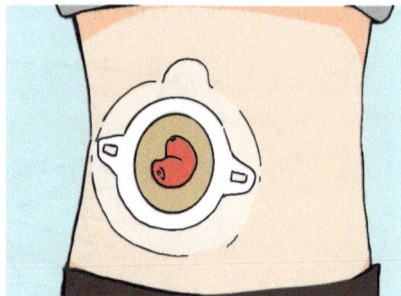

粘贴造口底盘

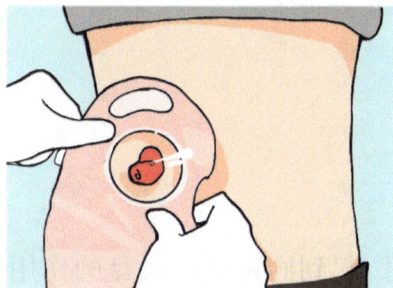

造口袋与造口底盘扣合

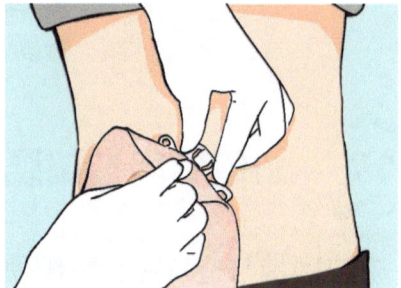

扣合卡扣，听见"咔哒"声

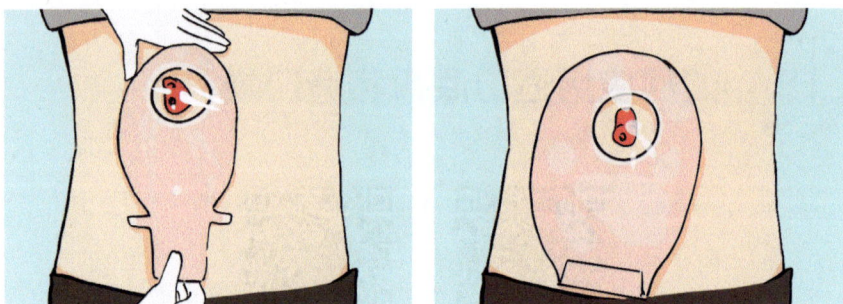

轻拉袋体,确保佩戴良好　　　　　　　　封闭造口袋开口

16. 如何增强造口底盘的粘贴效果?

增强造口底盘粘贴效果的方法有两种。对于二件式造口袋,可以选择佩戴造口腰带,调整合适的松紧度,增加造口底盘的牢固性和安全感;也可以在佩戴造口袋后,按揉粘贴区域 10~15 分钟,使造口底盘和皮肤充分贴合。

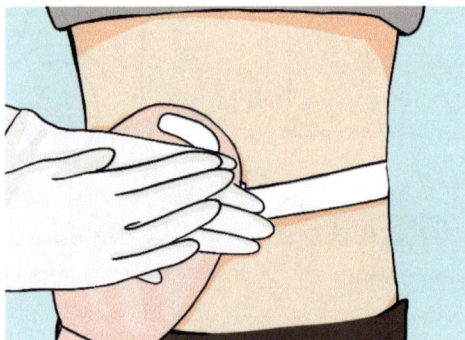

按揉粘贴区域

17. 如何使用造口腰带?

造口腰带与造口底盘搭配使用,起到固定造口底盘的作用,使造口底盘与皮肤粘贴更牢固,延长造口底盘的使用时间。造口腰带

须扣合于造口底盘或造口袋的耳环上,调整松紧度适宜,保持水平位,两侧弹力一致。

注意:凸面底盘必须配合使用造口腰带,造口腰带不能用于一件式平面造口袋。

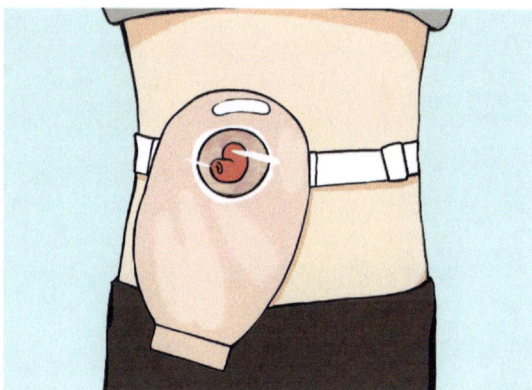

佩戴造口腰带

18. 造口袋更换流程是什么?

造口袋更换流程为:揭除旧底盘—清洁皮肤—检查造口底盘及皮肤—测量造口根部—剪裁底盘—喷洒造口护肤粉—应用皮肤保护膜—使用造口防漏可塑贴环(或密封环)/防漏膏—粘贴造口底盘—扣合造口袋—封闭袋口—按揉造口底盘。造口附件用品根据具体情况个性化使用,可选择佩戴造口腰带或造口腹带。

01. 揭除	02. 清洁	03. 检查	04. 测量	05. 剪裁	06. 造口护肤粉

07. 皮肤保护膜	08. 防漏膏	09. 粘贴	10. 扣合	11. 封口	12. 按摁

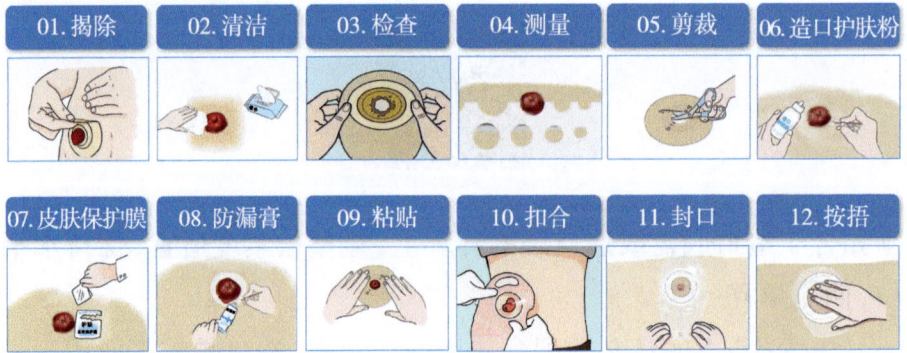

造口袋更换流程

第三章

肠造口常见问题解答

　　玫瑰千姿百态，有的含苞欲放静待花开，有的含笑怒放生机盎然。好花需要好的土壤，更离不开辛勤的园丁——造口治疗师有温度的专业守护。本章我们将为您解答如何预防和处理肠造口及周围皮肤并发症，让"玫瑰人生"一路芬芳。

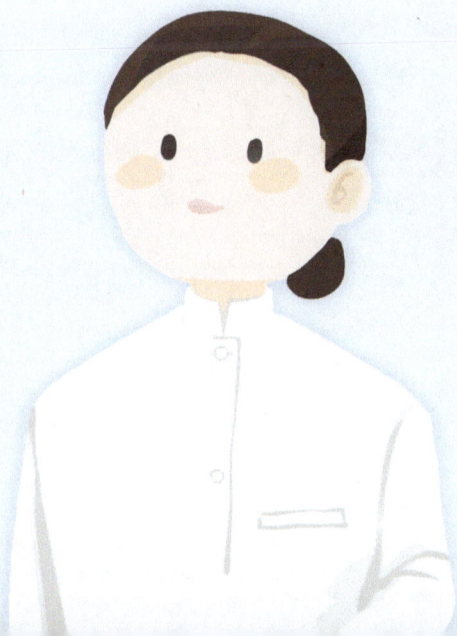

1. 肠造口有哪些常见问题?

肠造口常见问题包括：肠造口水肿、肠造口缺血坏死、肠造口出血、肠造口回缩、肠造口皮肤黏膜分离、肠造口脱垂、肠造口狭窄、造口旁疝、肠造口周围肉芽肿、肠造口周围刺激性皮炎、肠造口周围皮肤增生、肠造口旁瘘、肠造口周围静脉曲张、肠造口周围恶性肿瘤、肠造口黏膜移位等。

2. 什么是肠造口水肿?

肠造口水肿是指肠造口黏膜不同程度的肿胀，多见于肠造口术后早期，常表现为造口变大，黏膜呈淡粉红色，半透明状，黏膜皱褶部分或完全消失，水肿大多于术后 6～8 周自然消退。严重水肿可引发肠造口缺血、影响排泄功能，应及时就诊。

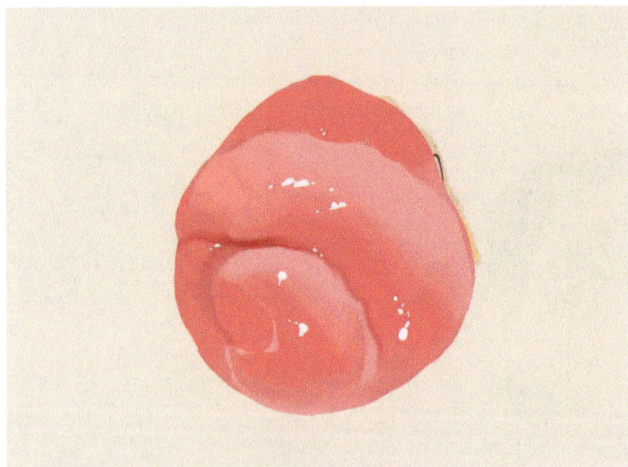

肠造口水肿

3. 肠造口水肿的原因有哪些?

引起肠造口水肿的原因包括:肠梗阻导致肠壁血液、淋巴液回流障碍;手术创伤反应;腹壁开口过小;低蛋白血症;造口底盘开口过小影响血液回流等。

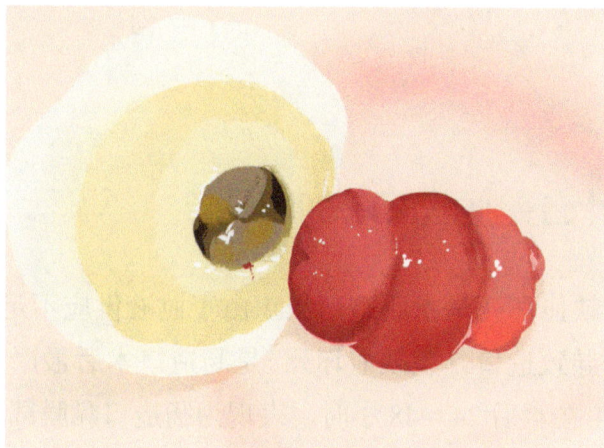

造口底盘开口过小

4. 出现肠造口水肿时如何处理?

轻度水肿时,调整造口底盘中心孔的孔径或裁剪方法,孔径比造口大 3～6mm,或者放射状裁剪造口底盘。重度水肿时,使用 50% 硫酸镁、3% 氯化钠等高渗液体(10cm×10cm 湿纱布)湿敷造口,每日 2～3 次,每次 20～30 分钟。如非糖尿病患者,也可将白糖敷在造口黏膜上,同样可以起到消肿作用。推荐选用二件式透明造口袋,便于湿敷和观察造口排泄情况及水肿变化。

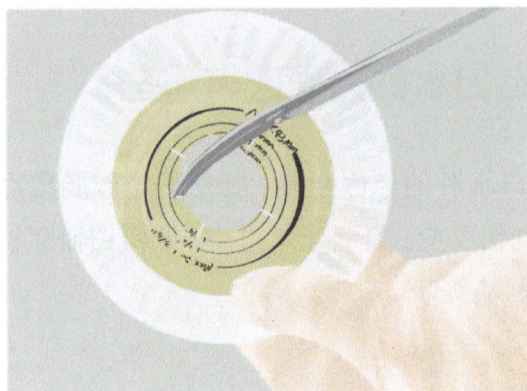

放射状剪裁造口底盘

5. 什么是肠造口缺血坏死?

肠造口缺血坏死是指肠造口组织由于血液供应不足、肠管张力过大等原因导致造口黏膜缺血坏死,是肠造口术后最严重的早期并发症,常发生在术后 24~48 小时。表现为肠造口黏膜部分或全部缺血坏死;造口黏膜颜色变为暗红色或紫色,逐步变成黑色;颜色的加深意味着肠造口坏死程度加重,可采用透光试验来判断肠造口缺血坏死的进展情况。

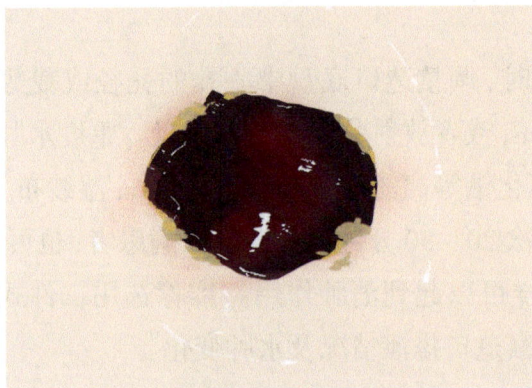

肠造口缺血坏死

6. 什么是透光试验？

透光试验用来判断肠造口缺血坏死的进展情况，步骤如下：用手电筒从侧方照射外露肠黏膜检查肠管透光度—润滑手指后探查肠管走行方向—将光滑的玻璃试管润滑后从肠造口插入—使用手电筒垂直照射试管内壁—观察腹壁下肠黏膜的颜色和血管纹理改变。正常肠造口黏膜为鲜红色，有光泽且湿润，手电筒从侧方照射呈现透光状。注意：患者居家护理以肉眼观察外露肠黏膜为主，发现异常变化及时就诊，透光试验操作须由专业人员执行。

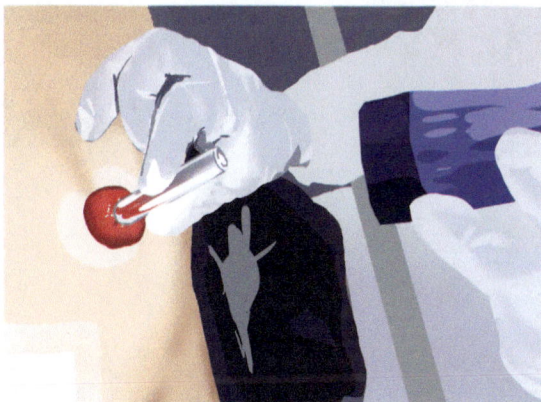

透光试验

7. 怎样区分肠造口缺血坏死的程度？

肠造口缺血坏死的程度分为轻度、中度和重度，具体区别见表3-1。

表3-1　不同程度肠造口缺血坏死的表现

	轻度	中度	重度
黏膜颜色	暗红色/灰黑色	紫黑色	黑色
坏死范围	< 1/3	1/3 ~ 2/3	> 2/3
分泌物	无	有	大量
气味	无	异常臭味	异常臭味
坏死部位	系膜对侧缘	筋膜上	筋膜下

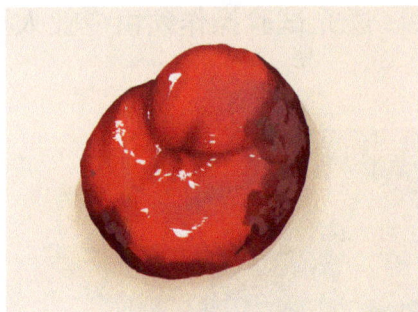

轻度肠造口缺血坏死

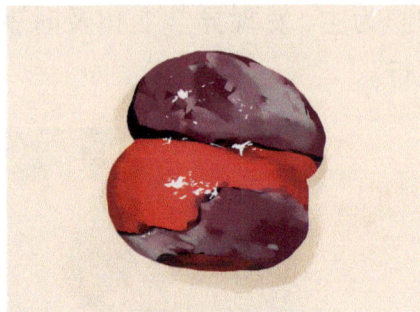

中度肠造口缺血坏死

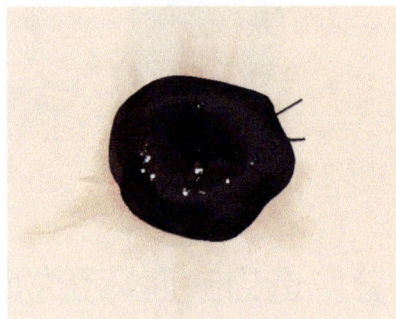

重度肠造口缺血坏死

8. 如何预防和处理肠造口缺血坏死？

肠造口缺血坏死的预防和处理措施见表 3-2。

表 3-2　肠造口缺血坏死的预防和处理

	轻度	中度	重度
处理措施	不撒／撒造口护肤粉，等待坏死黏膜自行脱落	撒造口护肤粉；明确健康组织与坏死区域界线后，清除坏死组织	撒造口护肤粉；观察组织坏死的进展，如出现腹痛、腹胀、停止排气和排便时急诊就医，必要时须行肠造口重建术
预防措施	1.造口底盘的裁剪孔径不宜过小，尤其是肠造口水肿时 2.避免穿紧身衣物，以防压迫造口		

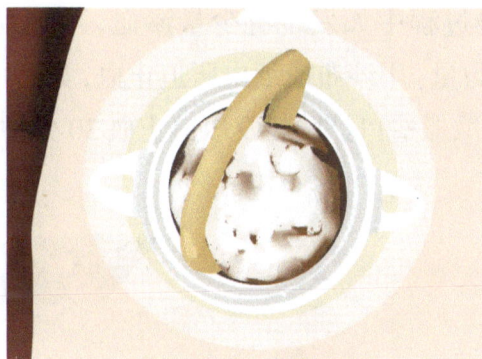

撒造口护肤粉

9. 什么是肠造口出血？

肠造口出血是指造口黏膜及造口肠腔内的出血。常发生在术后 1～3 天，多由皮肤与造口黏膜连接处小静脉及毛细血管损伤所致。肠造口出血往往由造口袋收集到血性液体而被发现。

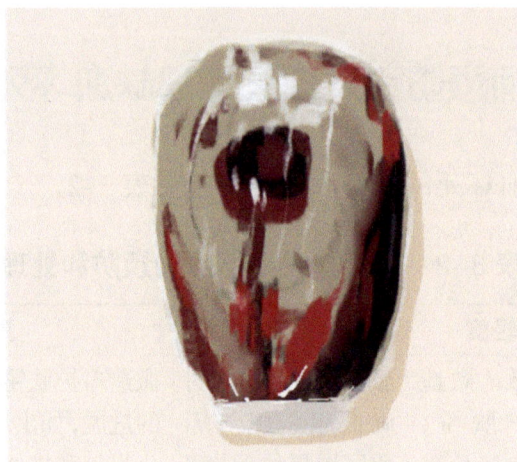

肠造口出血

Q10. 出现肠造口出血时如何处理？

更换造口袋过程中如发现有少量渗血，可在局部撒造口护肤粉，通过指腹的力量，用纱布或纸巾压迫止血，如有血液流出应寻找出血部位。若采取撒造口护肤粉及压迫止血30分钟无效，应到医院就诊。

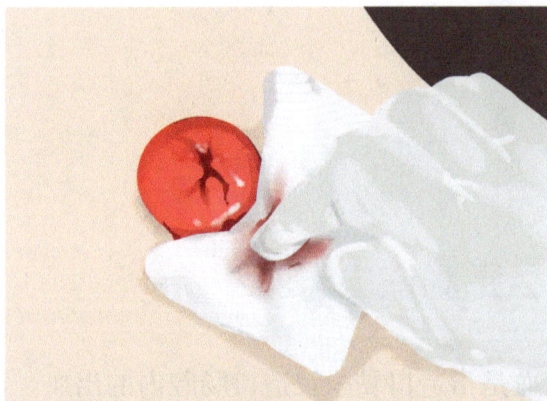

压迫止血

11. 什么是肠造口回缩?

肠造口回缩是指造口肠管排泄口最低点回缩至皮肤水平或低于皮肤水平以下,可发生在术后不同时期。肠造口回缩后容易出现排泄物渗漏至造口底盘下,甚至导致皮肤问题。

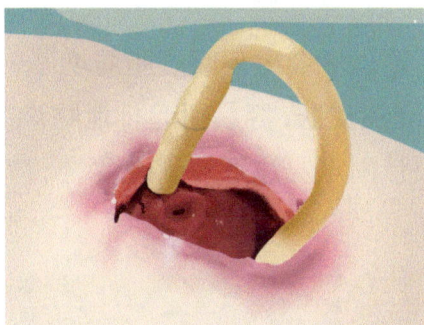

肠造口回缩

12. 肠造口回缩患者应选择哪些造口用品?

(1)凸面底盘配合造口腰带可施加压力于肠造口周围皮肤上,使肠造口黏膜被动抬高,利于排泄物的收集。

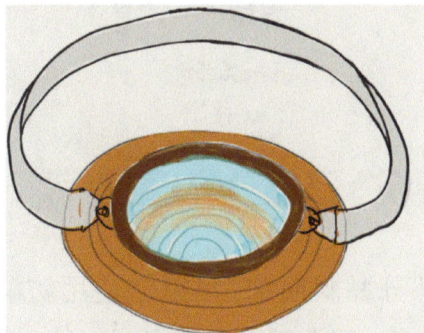

使用凸面底盘+造口腰带

31

（2）肠造口回缩使用造口腰带效果欠佳时，可配合使用造口腹带，增强造口底盘与皮肤的贴合力。

（3）使用凸面底盘效果欠佳者，可在局部配合使用造口防漏可塑贴环（或密封环）/防漏膏等，辅助抬高黏膜、增强密封效果。

13. 体重增加会引起肠造口回缩吗？

肠造口术后体重猛增会出现腹壁脂肪增厚，使肠造口回缩，肠管开口内陷，低于周围皮肤，容易引起排泄物渗漏。可选择使用凸面底盘配合造口腰带固定。注意控制进食量、清淡饮食、增加活动量，管理好体重。

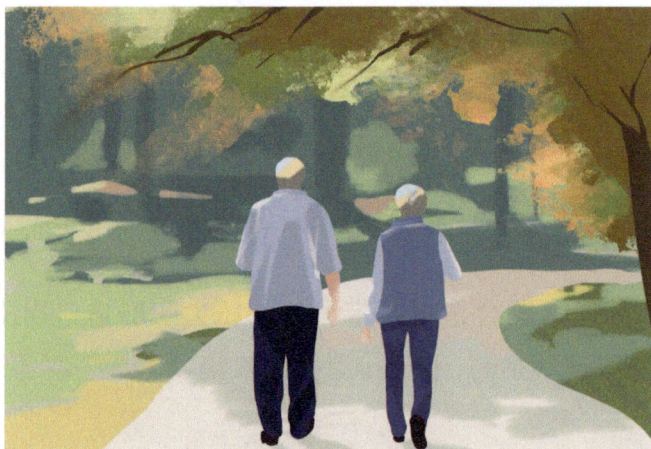

散步

14. 如果肠造口部分黏膜回缩怎么办？

如果肠造口部分黏膜回缩，可以先使用防漏膏于凹陷侧皮肤上，再使用凸面底盘，配合造口腰带固定，使黏膜回缩部位凸出，高于体表。

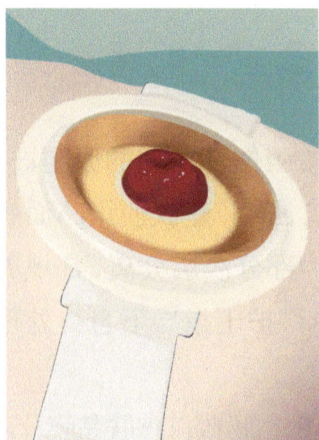

使用凸面底盘后效果（正面）　　使用凸面底盘前后效果对比（侧面）

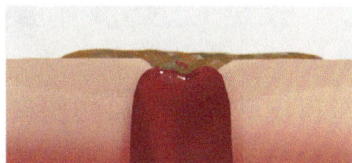

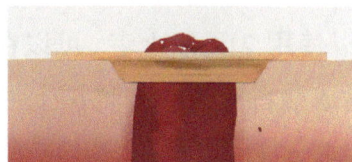

15. 肠造口皮肤黏膜分离是怎么回事？

肠造口皮肤黏膜分离指造口边缘与周围皮肤的缝合处愈合不良，形成了伤口，多发生于术后 1~3 周。根据分离的范围分为部分分离和全部分离；根据分离的深度分为浅层分离和深层分离。肠造口皮肤黏膜分离可导致造口底盘粘贴困难；分离形成的伤口紧邻造口，容易被肠液、排泄物污染，导致伤口不易愈合。

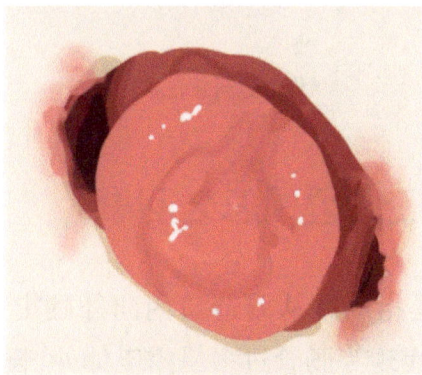

肠造口皮肤黏膜分离

16. 肠造口皮肤黏膜分离如何处理?

肠造口皮肤黏膜分离的伤口要按照伤口护理的原则进行处理。全部皮肤黏膜分离后容易出现肠造口回缩,建议使用凸面底盘配合造口腰带纠正造口黏膜的高度。如为部分浅层分离,常规更换造口底盘可以使用 2 天以上者,可以在专科护士指导下自行处理。创面严重、易渗漏者应寻求专科护士帮助。

(1)部分浅层分离:将造口护肤粉撒在肠造口皮肤黏膜分离的伤口处,加用造口防漏可塑贴环(或密封环)/防漏膏/水胶体敷料保护伤口。

(2)全部浅层和深层分离:根据肠造口皮肤黏膜分离伤口的渗液情况,可先选择填塞性敷料如藻酸盐敷料、亲水纤维敷料等吸收和管理渗液,必要时去除坏死组织,合并感染时选用银离子敷料,外层选择适宜敷料覆盖保护伤口。

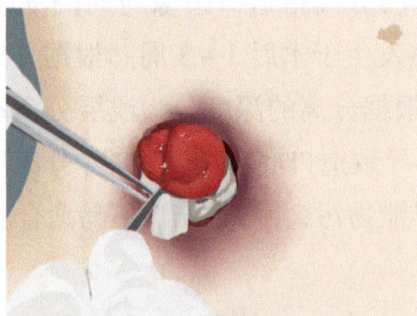
填塞敷料吸收渗液

17. 肠造口脱垂是怎么回事?

肠造口脱垂是指肠袢从肠造口内向外翻出,长度从数厘米至20cm 以上不等。表现为肠管过多暴露于体外,随身体活动而活动,黏膜易被损伤导致破溃、糜烂、出血。主要原因为持续腹腔内压力增高、腹壁肌层开口过大、肠造口位置不在腹直肌上、腹壁肌肉薄弱等。肠造口脱垂最常发生在横结肠袢式造口远端。如果肠造口脱垂后黏膜发黑、腹痛,应就诊处理。

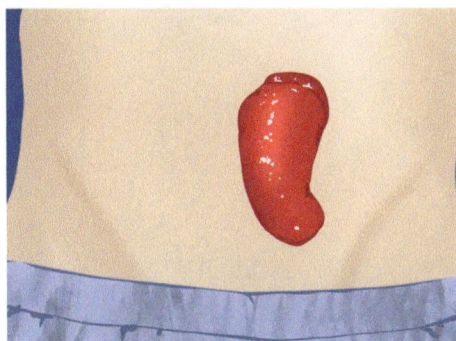

肠造口脱垂

18. 如何预防肠造口脱垂?

避免腹腔内压力增高是预防肠造口脱垂的主要措施,日常生活中应注意咳嗽、打喷嚏时保护造口;戒烟;避免抬举重物、剧烈活动、重体力工作等导致腹内压增高的动作。男性患者应保持排尿通畅。必要时使用无孔腹带保护造口,避免肠管脱出。

19. 肠造口狭窄是怎么回事?

肠造口狭窄表现为肠造口皮肤开口缩小而看不见黏膜,或外观正常但探查造口时可发现肠造口呈紧箍或缩窄状态。轻度肠造口狭窄,排便费力但尚能排便;中度肠造口狭窄,排便费力,须借助手压腹部或使用药物协助才能排便;重度肠造口狭窄,排便困难,借助手压腹部或应用药物仍无效。肠造口狭窄严重时出现腹痛、腹胀、呕吐,造口停止排便或排气,应紧急就诊。

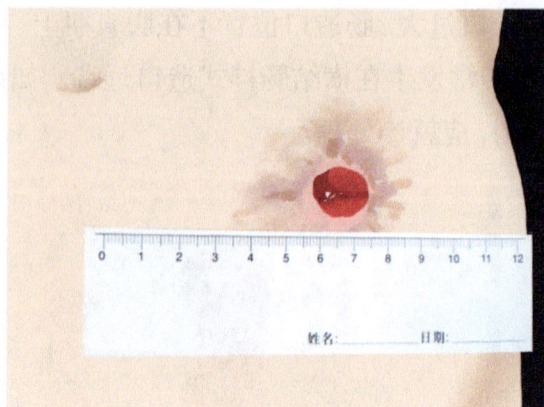

肠造口狭窄

20. 怎样能发现肠造口狭窄？

通过造口指检法可以发现肠造口狭窄。当更换造口袋时发现造口变小或大便排出困难、变细，可尝试自我检查。具体方法如下：佩戴手套，示指涂抹液状石蜡或食用油，从肠造口开口处沿肠管走向缓慢插入，感受是否有缩窄感，确定肠造口的松紧度。注意：行造口指检的手指指甲不可过长，如肠管过于狭小，小指都无法插入时，建议寻找专业人员处理。

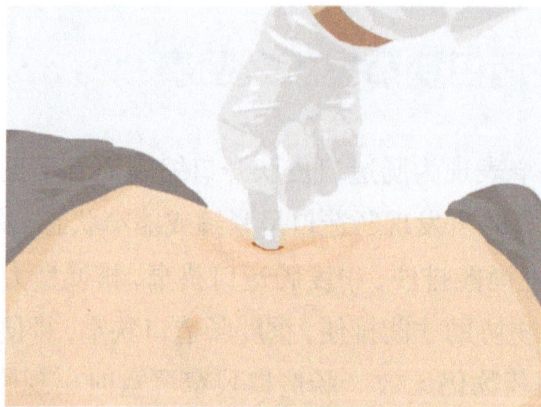

造口指检

21. 肠造口狭窄如何处理？

根据肠造口狭窄的程度选用粗细合适的手指扩张造口，可依次使用小指、中指、示指扩张造口。具体方法如下：扩张前佩戴手套，涂抹液状石蜡或食用油充分润滑手指，沿肠管走向缓慢插入造口2~3cm，每次停顿3~5分钟，每日1~2次。注意：忌用锐器扩张，动作应轻柔，插入困难时可换较细的手指，防止损伤肠管；避免疼痛和出血；若造口颜色变暗、发紫，提示有缺血的可能，应退出手指待颜色恢复后再扩张。

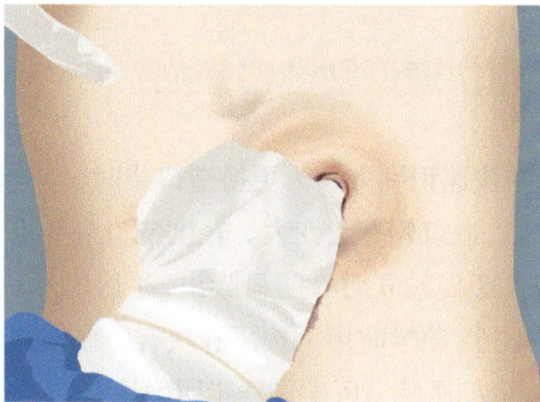

造口扩张

22. 造口旁疝是怎么回事？

造口旁疝是指与肠造口有关的腹壁切口疝，由于各种原因使腹腔内组织或器官（如小肠或结肠）经肠造口处腹壁缺损进入皮下组织，突出于造口周围所形成的局部腹壁膨出。多发生于术后两年内，是永久性肠造口最常见的远期并发症。

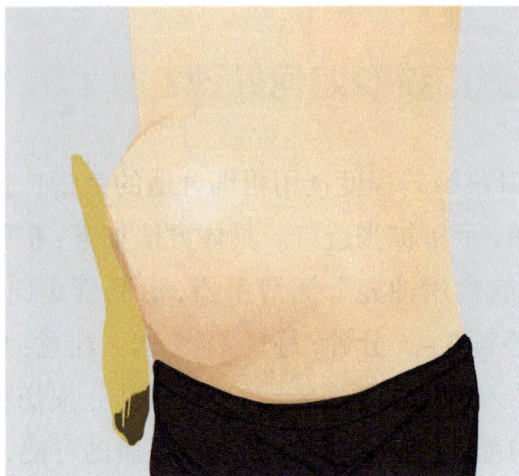

造口旁疝

Q 23. 如何快速识别造口旁疝?

造口旁疝的快速识别方法为更换造口袋时,站立位自我检查腹部两侧是否对称、造口侧有无变大。轻度造口旁疝可见造口侧轻微隆起。重度造口旁疝站立时有明显膨出,平卧时肿块缩小或不变;造口周围坠胀不适;咳嗽时用手按压肿块有膨胀性冲击感。如发现腹部外形变化,应到医院请医生进一步明确诊断。

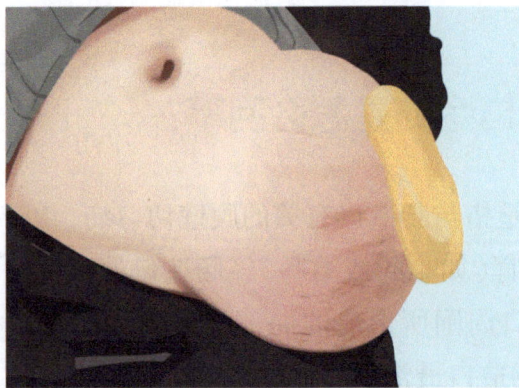

造口旁疝患者站位表现

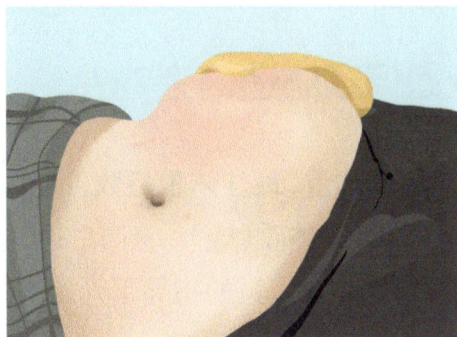

造口旁疝患者平卧位表现

24. 导致造口旁疝的常见病因有哪些？

导致造口旁疝的常见病因包括：①各种因素引起的腹腔内压力升高，如抬举重物、打喷嚏、急慢性咳嗽、前列腺肥大导致排尿不尽、便秘等。②腹壁薄弱缺损，造口所在位置腹壁完整性受到破坏，局部形成缺损，随着术后时间延长、年龄增长，腹壁肌肉力量逐渐减弱。③肥胖，会导致腹壁肌肉长期处于高张力状态，腹壁强度减弱。④造口位置不在腹直肌上。⑤糖尿病、吸烟等。

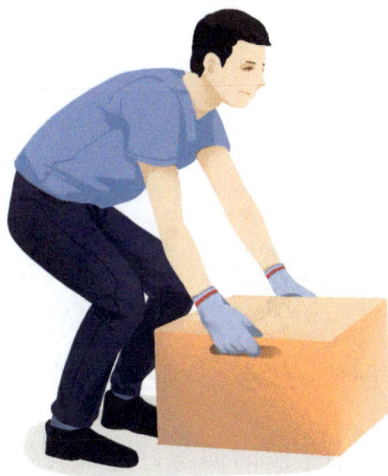

抬举重物

25. 术后如何预防造口旁疝？

（1）适度营养：控制体重，最佳体重指数（body mass index, BMI）为 $18.5 \sim 23.9 \text{kg/m}^2$。BMI 为体重（kg）/[身高（m）]^2。

（2）术后3个月内在专业人员的指导下开始进行腹部肌肉锻炼。

（3）避免搬运重物。

（4）治疗咳嗽、便秘、前列腺增生等。

（5）根据专业人员建议，术后使用造口无孔腹带。

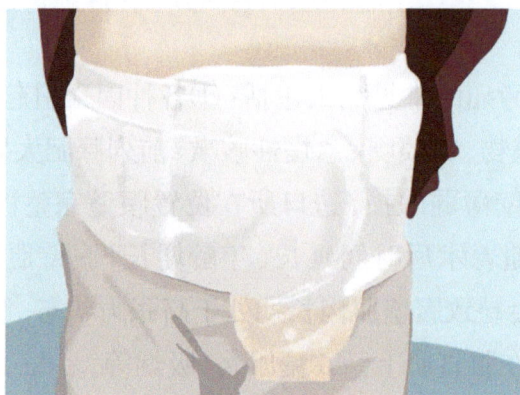

使用造口无孔腹带

26. 如何正确使用造口腹带？

（1）推荐下床活动前平躺时佩戴好造口腹带。

（2）先松后紧，以不影响呼吸为宜。

（3）进食和餐后 1 小时内可暂时摘掉造口腹带。

（4）定期更新造口腹带以维持有效弹性。

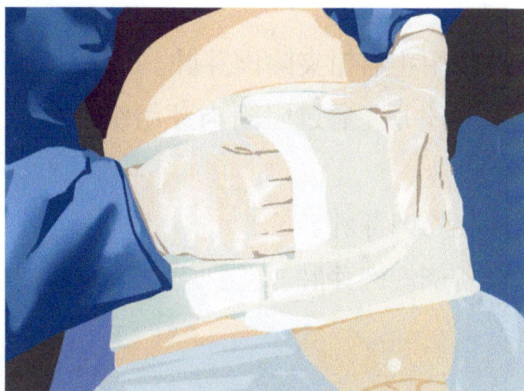

造口无孔腹带的使用方法

27. 肠造口周围肉芽肿是怎么回事？

肠造口周围肉芽肿指出现在肠造口黏膜与皮肤交界处的息肉样、易出血的增生组织，也可发生在造口黏膜上，可以是一枚或多枚。其与残留缝线和造口底盘刺激等因素有关。

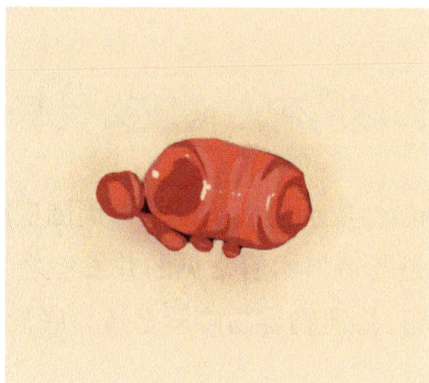

肠造口周围肉芽肿

28. 肠造口周围肉芽肿如何处理?

(1)拆除缝线并用止血钳夹除肉芽肿。

(2)丝线结扎肉芽肿,通过阻断肉芽组织的血液供应促使其坏死、自行脱落。

(3)硝酸银棒烧灼肉芽肿。

(4)高频电设备烧灼肉芽肿。

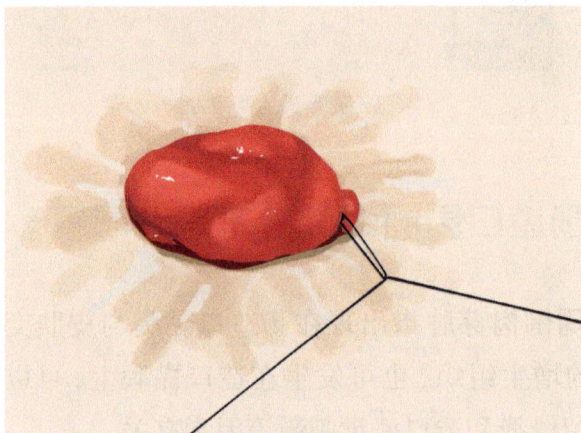

丝线结扎肉芽肿

29. 肠造口周围刺激性皮炎是怎么回事?

肠造口周围刺激性皮炎是由于肠造口周围皮肤受到浸润性损伤或化学刺激引起,是肠造口术后常见的并发症之一。通常表现为皮肤潮红、烧灼样疼痛,排泄物容易渗漏至造口底盘下。

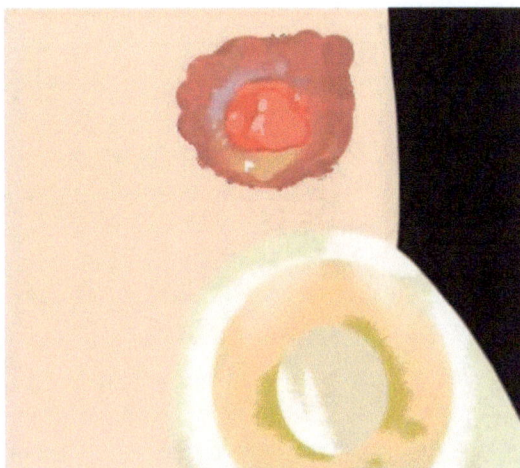

肠造口周围刺激性皮炎

30. 肠造口周围刺激性皮炎如何处理?

（1）根据造口底盘溶解变色的范围,适当缩短更换造口底盘的间隔时间。

（2）用温水或生理盐水充分清洗造口及造口周围皮肤。

（3）使用造口护肤粉、皮肤保护膜,充分保护造口周围皮肤。

（4）按照标准的造口袋更换流程,及时更换造口袋。

（5）造口低平或凹陷导致反复渗漏引起的皮炎,可以使用凸面底盘联合造口腰带减少渗漏。

31. 肠造口周围过敏性皮炎是怎么回事?

肠造口周围过敏性皮炎是指肠造口周围皮肤接触造口底盘、造口袋、造口护肤粉等物质后,诱发过敏反应而引起的皮肤炎症。临床表现为皮肤红斑、皮疹、水肿或水疱,范围和形状与过敏原一致,并伴有局部瘙痒或灼痛。

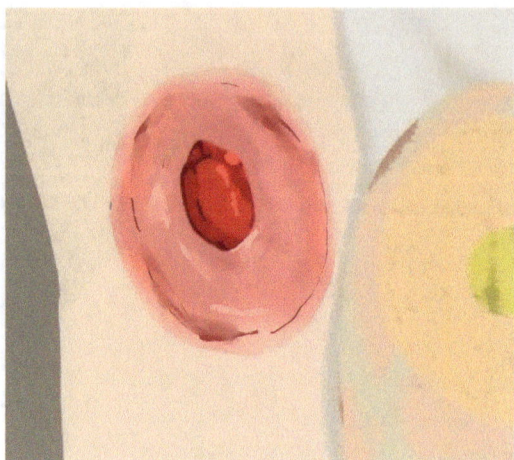

肠造口周围过敏性皮炎

32. 肠造口周围过敏性皮炎如何处理?

根据皮肤过敏部位的形状和瘙痒症状,初步判断导致过敏的用品。若明确导致过敏的用品,应停止使用;分辨不清具体致敏物时,由专业人员做过敏试验,如斑贴试验,结果为阴性的用品可以继续使用。过敏者应依据皮肤科建议采取抗过敏治疗。

33. 肠造口周围机械性皮肤损伤是怎么回事?

肠造口周围机械性皮肤损伤分为两类。

(1)黏胶相关性皮肤损伤:造口底盘揭除方法不当或频繁更换造口底盘导致的肠造口周围机械性皮肤损伤。

(2)器械相关性皮肤损伤:由于造口底盘对局部皮肤形成压力,或造口袋、附件用品的选择及使用不合适而引起的压力、摩擦等因素导致的肠造口周围机械性皮肤损伤。

34. 肠造口周围机械性皮肤损伤如何预防和处理?

（1）黏胶相关性皮肤损伤的预防:可选择无胶带封边的造口用品。揭除造口底盘时动作轻柔,皮肤脆弱者可选择黏胶去除剂降低造口底盘黏性,避免皮肤损伤,适当减少造口底盘的更换次数。

（2）器械相关性皮肤损伤的预防:在专科护理人员指导下选择适宜的造口护理用品、弹力适度的造口腹带或腰带,必要时在易受损伤区域使用伤口敷料予以保护。

（3）已损伤皮肤的处理:在专科护理人员指导下使用造口护肤粉、皮肤保护膜、造口防漏可塑贴环(或密封环),必要时使用水胶体敷料等用品处理。

35. 肠造口周围皮肤毛囊炎是怎么回事?

肠造口周围皮肤毛囊炎是指肠造口周围皮肤的毛囊及其周边组织受细菌感染而发生的炎症反应。引起肠造口周围皮肤毛囊炎的常见原因有肠造口周围皮肤毛发修剪不当、毛发稠密,揭除造口底盘时损伤肠造口周围皮肤的毛囊。

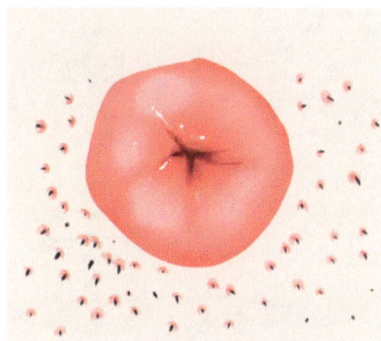

肠造口周围皮肤毛囊炎

36. 如何预防肠造口周围皮肤毛囊炎？

（1）正确揭除造口底盘：相关内容详见第二章第4问。

（2）正确剃除造口周围毛发：相关内容详见第二章第7问。

37. 肠造口周围放射性皮炎是怎么回事？

肠造口周围放射性皮炎是指放射治疗对肠造口周围皮肤造成的炎症性损害。常见致病原因有放射线导致肠造口周围皮肤发生病理性改变；放射线导致肠造口周围皮肤及皮下组织萎缩；也可由排泄物刺激、皮肤护理方法不正确诱导产生。

38. 如何预防肠造口周围放射性皮炎？

正确揭除造口底盘（相关内容详见第二章第4问）；使用温水或pH值为4~6的清洗剂，轻柔清洗造口周围皮肤，避免使用肥皂或含乙醇的湿巾擦拭皮肤；正确使用造口护肤粉、皮肤保护膜，充分保护造口周围皮肤。

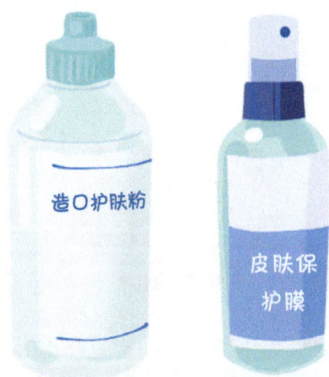

正确使用造口护肤粉、皮肤保护膜

39. 肠造口周围皮肤假疣性增生是怎么回事？

肠造口周围皮肤假疣性增生是肠造口患者常见的并发症之一，多见于回肠造口。肠造口周围皮肤假疣性增生指紧邻肠造口的皮肤区域出现疣状突起，是排泄物与肠造口周围皮肤长期接触而引起的皮肤慢性炎症性病变和皮肤良性增生。

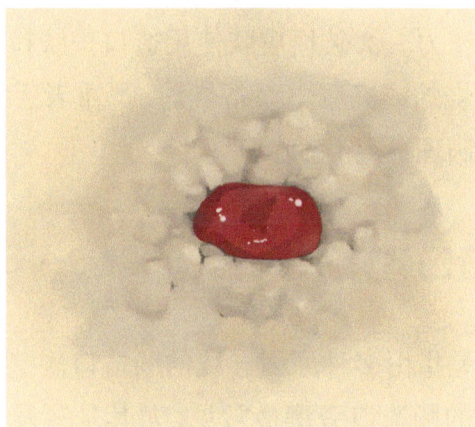

肠造口周围皮肤假疣性增生

40. 肠造口周围皮肤假疣性增生有哪些表现？

（1）不规则的疣状突起，可能高出皮肤几毫米。

（2）色素沉着，呈深棕色、灰黑色或灰白色。

（3）疼痛明显，容易渗血。

（4）造口边缘皮肤增厚。

41. 肠造口周围皮肤假疣性增生该如何预防和处理?

（1）肠造口周围皮肤假疣性增生的预防：①选用合适的造口底盘及附件用品。②正确裁剪造口底盘。③造口袋若渗漏应及时更换，避免排泄物对皮肤的侵蚀。

（2）肠造口周围皮肤假疣性增生的处理：①使用凸面底盘对增生区域施加一定压力。②破损皮肤使用造口护肤粉。③如增生严重可使用硝酸银棒烧灼或高频电设备烧灼，严重者手术治疗。④必要时取部分组织做病理检查。

42. 肠造口旁瘘是怎么回事?

肠造口旁瘘是指由多种原因导致的肠造口侧壁出现瘘口。临床上克罗恩病引起的肠造口旁瘘最常见，尤其是复发性克罗恩病。表现为肠造口旁皮肤破溃处或皮肤黏膜缝线处有粪水流出。

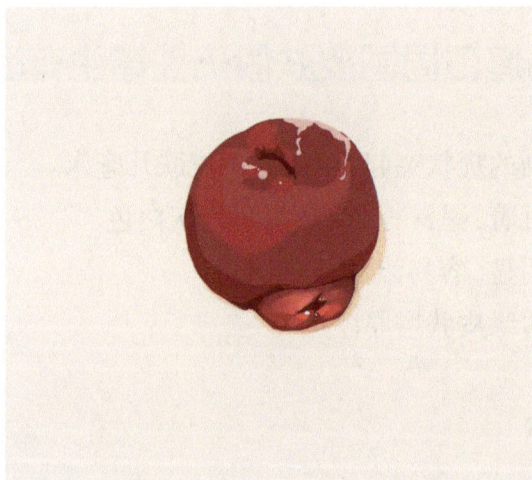

肠造口旁瘘

43. 肠造口旁瘘如何预防?

（1）术后在专业人员指导下行造口指检或扩张，相关内容详见第三章第 20 问和第 21 问。

（2）如果需要经肠造口灌肠或使用开塞露，应选择质软且较细的管道插入，应先行造口指检探明造口肠管的方向，将管道沿肠管方向缓慢放入，避免暴力置入引起肠造口黏膜损伤，甚至穿孔。

（3）造口底盘裁剪要合适，裁剪孔径比肠造口直径大 1~2mm 为宜。

44. 肠造口旁瘘怎么处理?

（1）将瘘口和造口作为一个整体进行管理；裁剪造口底盘时，孔径应将瘘口及造口都包含在内，使瘘口流出的粪水流入造口袋内。如果肠造口旁瘘位置较浅可以使用凸面底盘加造口腰带，使瘘口充分暴露。

（2）开放皮肤上破溃的伤口可起到引流瘘口内排泄物的作用；如瘘口引流不畅，应及时切开引流，避免引起造口旁感染。

45. 肠造口周围静脉曲张是怎么回事?

肠造口周围静脉曲张是比较罕见的肠造口并发症，常见于各种原因（肝脏疾病居多）引起的门静脉高压患者。肠造口周围静脉曲张的表现包括：

（1）肠造口周围出现静脉曲张，周围皮肤呈蓝紫色，黏膜颜色暗红。

（2）皮肤和黏膜交界处无痛性反复出血。

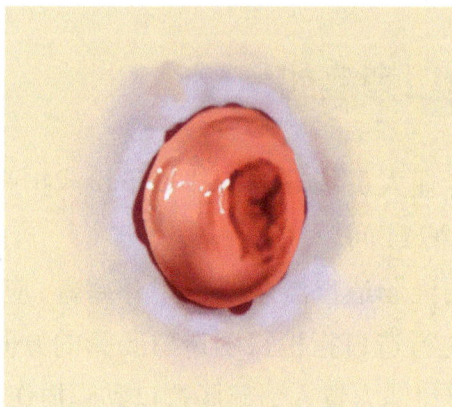

肠造口周围静脉曲张

46. 肠造口周围静脉曲张如何预防和处理?

（1）避免局部受压、碰撞、外伤、摩擦等刺激因素。

（2）更换造口袋时动作轻柔。

（3）非必要时避免使用黏性产品,如防漏膏。

（4）使用质地柔软的造口底盘,禁用硬质造口底盘。

（5）合理裁剪造口底盘开口大小。

（6）避免频繁更换造口底盘。

（7）肠造口周围曲张静脉发生出血时,应去除造口袋,压迫止血,严重者应到医院就诊。

（8）遵照医嘱治疗相关原发病。

47. 肠造口周围恶性肿瘤是怎么回事?

肠造口周围恶性肿瘤是指发生于肠造口黏膜及周围皮肤的恶性病变。其表现包括:

（1）肠造口旁或周围皮肤可见单个或多个不规则肿块,严重者伴有肠造口狭窄；常伴随疼痛、出血、溃疡、坏死、恶臭等。

（2）肿块可阻塞肠管，引起腹痛、排便不畅等。

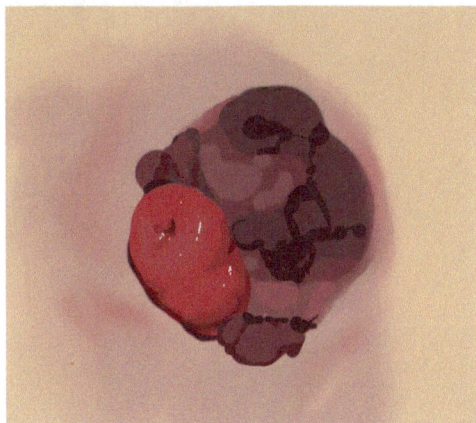

肠造口周围恶性肿瘤

48. 肠造口周围恶性肿瘤如何处理？

（1）及时到医院就诊。

（2）造口产品宜选用柔软、大容量的一件式造口袋；按造口及肿瘤大小裁剪造口底盘。

49. 肠造口周围皮肤真菌性皮炎是怎么回事？

肠造口周围皮肤真菌性皮炎指因真菌感染导致造口周围皮肤发生感染性皮炎，以白念珠菌感染多见。造口底盘或造口袋下方皮肤表现为：

（1）卫星状白色丘疹脓疱及界限清楚的皮肤红斑。

（2）表面可有脓性分泌物，表皮呈灰白色。

（3）显微镜下检查可明确感染真菌的类型。

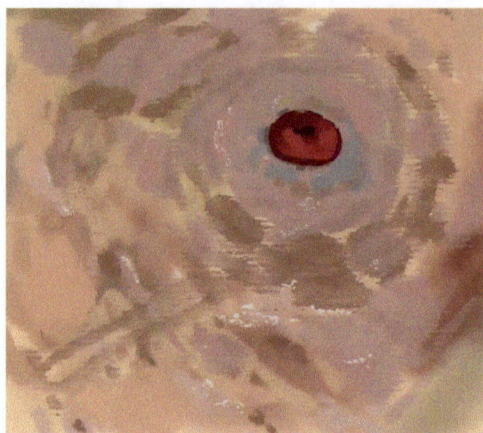

肠造口周围皮肤真菌性皮炎

50. 肠造口周围皮肤真菌性皮炎如何处理?

（1）在医务人员指导下局部抗真菌治疗,如使用酮康唑软膏等药物,症状消失后持续用药 2~3 周。

（2）每次在更换造口袋之前涂抹药物,等待 15 分钟左右,清洁皮肤后按正常流程更换造口袋。

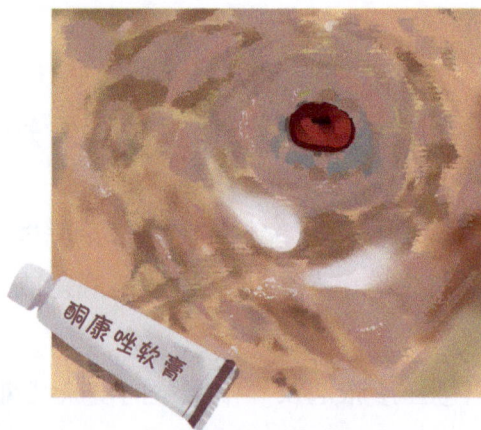

肠造口周围皮肤真菌性皮炎的处理

51. 肠造口周围皮肤银屑病是怎么回事？

　　银屑病是一种常见的慢性复发性炎症性皮肤病，表现为红色或棕褐色斑丘疹或斑块，表面覆盖着银白色鳞屑，边界清楚，如果剥落白色鳞屑，皮肤呈光滑刺目的红色，剥落处有轻微出血，局部瘙痒。肠造口周围皮肤银屑病发生在造口周围皮肤上，会使造口袋粘贴困难。

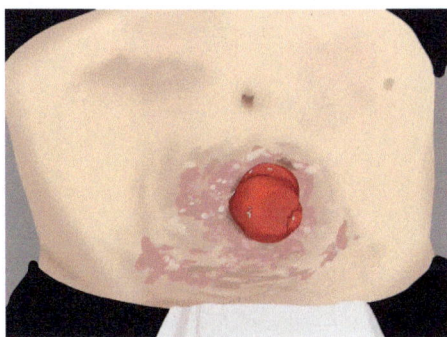

肠造口周围皮肤银屑病

52. 肠造口周围皮肤银屑病如何处理？

　　（1）积极治疗原发病，遵医嘱进行全身或局部治疗。
　　（2）银屑病患者的造口底盘粘贴不牢容易脱落，建议使用造口

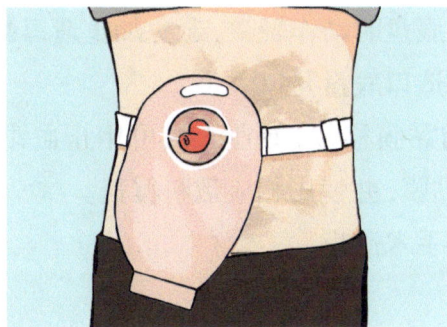

配合使用造口腰带

腰带加强固定。

（3）皮肤破损时建议到造口护理门诊就诊。

53. 肠造口黏膜移位是怎么回事？

肠造口黏膜移位是指肠黏膜移位生长在造口周围皮肤上。黏膜有黏液分泌，使造口周围皮肤潮湿，导致造口底盘粘贴不牢固，容易脱落。

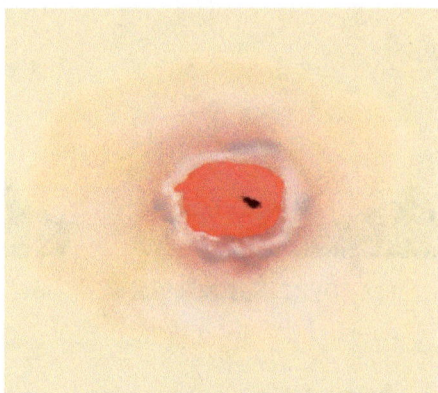

肠造口黏膜移位

54. 肠造口黏膜移位如何预防和处理？

（1）更换造口底盘时动作轻柔，避免加重造口黏膜损伤。

（2）合理裁剪造口底盘开口大小。

（3）范围小的黏膜移位，专业人员可用止血钳去除或硝酸银棒烧灼异位生长的黏膜，并使用相应敷料覆盖。

（4）严重者应手术治疗。

第四章

肠造口患者的衣食住行

　　有玫瑰相伴的日子是绚丽多彩的。在与肠造口共处的时光里，如何穿衣，如何恢复饮食，如何沐浴，又如何旅行呢？本章我们将为您答疑解惑"玫瑰人生"的衣食住行，以及如何照料私密生活。让我们携手相伴，感受自然之美，感受生活之美吧！

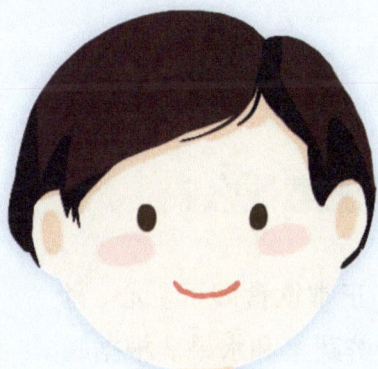

1. 肠造口患者如何选择衣着?

肠造口术后,患者宜选择宽松、柔软、舒适的衣服(如背带裤),避免挤压造口导致肠管黏膜血液循环障碍或排便不畅。

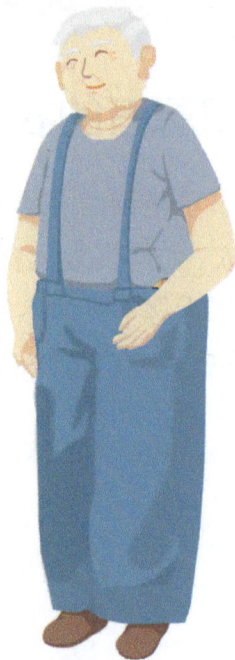

选择宽松衣物

2. 肠造口患者在饮食上需要注意什么?

肠造口患者在饮食上不需要特别注意,正常饮食即可。心、肾功能正常者每天饮水 1500～2000ml;多吃新鲜蔬菜和水果。根据肠造口排泄情况调节饮食,少吃易导致造口堵塞、产气、产生臭味、腹泻的食物。易导致造口堵塞的食物有芹菜等根茎类蔬菜、玉米、干果类食品等;易产气的食物有啤酒、碳酸饮料等;易产生臭味的食物有洋葱、大蒜、韭菜等；易导致腹泻的食物有冷食、辛辣食品等。建议患者在造口手术后初期建立记录饮食日记的习惯，逐渐摸索适合自己的饮食种类，找出饮食和排泄之间的规律，更加从容、有序地安排进食、工作和社交等日常生活。

3. 胀气、胀袋、气味大如何应对？

有胀气、胀袋和气味是正常的。通过调节饮食可起到一定效果（相关内容详见本章第 2 问）。也可以使用带碳片、过滤片的造口袋，碳片具有过滤气体的功能，袋内气体经过滤后可自行排出，从而减轻胀袋和气味。还可尝试在造口袋内滴入几滴造口袋清新剂或挤入柠檬皮、橙子皮内的水分。

注意：如果碳片被浸湿、堵塞会失去功效，不能过滤气体；当造口袋内胀满气体或使用不含过滤装置造口袋时，须将便袋夹打开排放气体。

4. 肠造口术后可以洗澡吗？

肠造口术后是可以洗澡的，宜在手术伤口完全愈合且体力恢复后进行。造口不是伤口，不用担心沐浴会引起感染，正常情况下，肠管本身有向外蠕动的功能，不用担心水会通过造口进入身体内。

5. 揭除造口袋后如何沐浴？

如果正好需要更换新的造口袋，可以揭除旧造口袋直接沐浴，沐浴结束后佩戴新的造口袋。沐浴时应注意：可选择粪便排出较少的时间段沐浴；沐浴时喷头不宜直接对着造口，避免损伤造口黏膜；水温不要太高，以 35～40℃为宜。

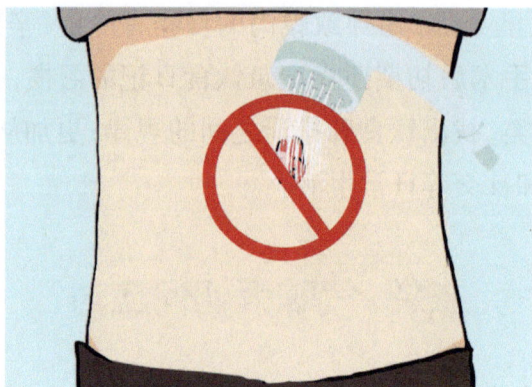

避免喷头直接对着造口

Q6. 佩戴造口袋如何沐浴?

如果沐浴当日无须更换新的造口袋,可以在沐浴前排空造口袋,使用塑料袋或保鲜膜覆盖并密封造口袋,建议淋浴时选用弱酸性的沐浴露或清水进行沐浴。

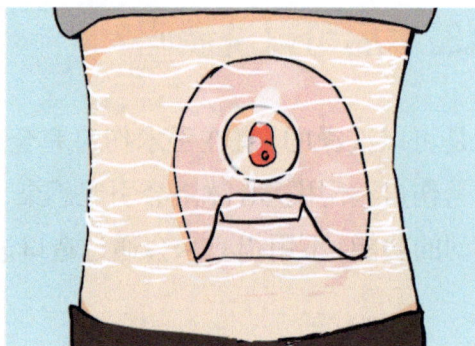

使用塑料袋或保鲜膜将造口袋密封好

Q7. 肠造口患者的日常出行应注意什么?

肠造口患者日常出行时,应随身携带造口护理用品及附件用品。如外出或乘坐飞机，须随身携带部分护理用品，避免在飞机上出现渗漏而无法更换的尴尬情况。飞机上不能随身携带剪刀，无法裁剪造口底盘，所以须提前裁剪或使用无须剪裁型造口底盘。提前了解当地造口门诊及造口用品购买点；旅途中注意饮食卫生。

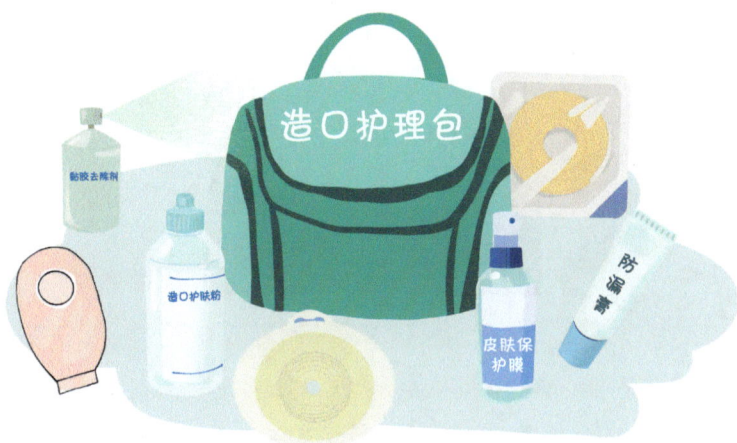

造口护理包

8. 肠造口术后为什么肛门有少量粪便排出?

（1）因为部分患者的直肠及肛门没有切除，所以会产生便意。和肛门相连的肠管仍然存在生理功能，肠黏膜会分泌透明或淡黄色黏液，自肛门排出。

（2）袢式造口患者当近端排出的粪便稀薄时，可能部分流入远端肠管，经过肠道蠕动从肛门排出体外，属于正常现象。如果排出大量红色排泄物，需要进一步到医院检查。

9. 肠造口术后可以恢复性生活吗?

肠造口术后是可以恢复性生活的。一般术后 3 个月后可以进行正常的性生活。同房前先将造口袋排空或佩戴迷你造口袋，可使用造口栓。

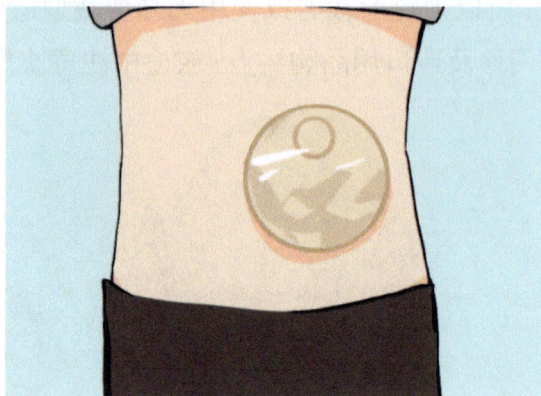

佩戴迷你造口袋

10. 肠造口患者会发生便秘吗？

肠造口患者术后会发生便秘，多见于结肠造口。术后早期，随着肠功能的恢复，大部分患者在术后 3 天左右开始有气体和粪便排入造口袋内，而且随着饮食量的增加排出物逐渐增多。肠造口患者如果不能正常排出粪便，使粪便在结肠内停留时间过久，水分被过多吸收会导致粪便干结，从而引起便秘。

11. 肠造口患者长期便秘会有什么危害？

便秘常影响食欲及肠道内营养物质的吸收，主要表现为腹胀、食欲减退、恶心、口苦、精神萎靡、头晕乏力。长期便秘，不但容易引起肠造口出血，还易引起肠造口脱垂和造口旁疝。

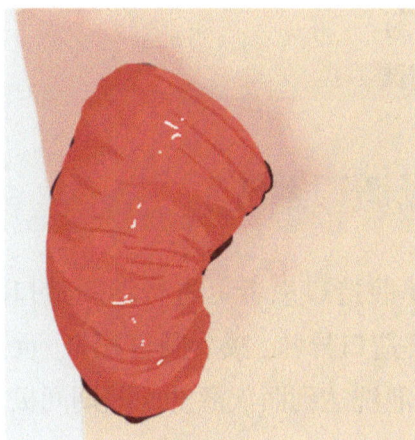

肠造口脱垂

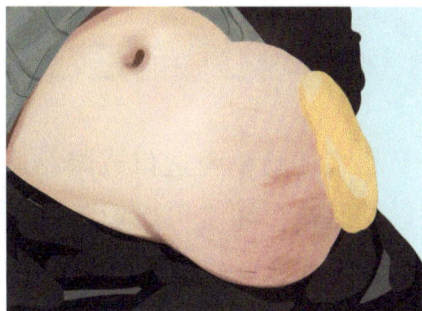

造口旁疝

12. 引起肠造口术后便秘的原因有哪些?

(1)饮食因素:饮食量少、食物过精过细,导致食物中的纤维素和水分不足,易引起便秘。

(2)造口因素:肠造口狭窄、造口肠管受到压迫,导致排便不畅引起便秘。

(3)精神心理因素:紧张情绪易导致便秘。

(4)其他:神经系统障碍、内分泌紊乱、维生素缺乏等亦可引起便秘。

13. 肠造口患者长期便秘如何处理?

(1)饮食方面:均衡饮食,保证充足饮水量,多食新鲜水果及蔬菜,促进肠道蠕动,加快粪便排出。

(2)活动方面:适度进行体力活动,比如慢走、慢跑、打太极拳等。

(3)用药方面:避免盲目用药,导致病情被掩盖,而耽误治疗。

必要时可以在医生指导下使用轻泻药。

（4）精神心理方面：保持乐观情绪。

14. 哪些患者适合结肠造口灌洗？

乙状结肠单腔造口或降结肠单腔造口患者可进行结肠造口灌洗。结肠造口灌洗可以消除或缓解造口异味，减少肠道积气，促进排便。患者可以通过定期结肠造口灌洗达到两次灌洗间隔期间极少或几乎不排便。

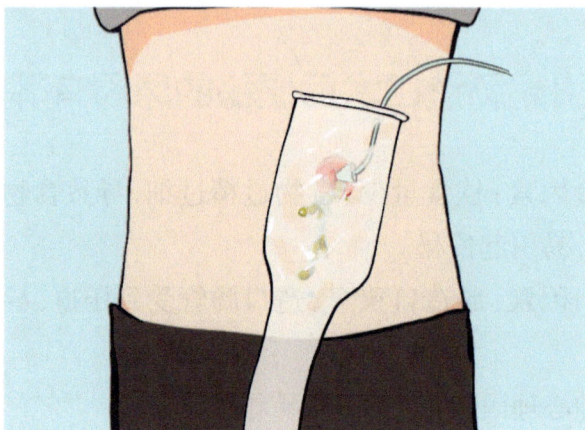

结肠造口灌洗

15. 如何进行结肠造口灌洗？

准备灌洗用品和 39～41℃ 的温开水 1000ml →将灌洗袋挂于造口上方 60cm 处→戴手套并涂抹液状石蜡润滑手指→探查造口肠管走向→润滑圆锥体灌洗头→轻轻插入造口并固定→调节灌洗速度为每分钟 100ml，成人灌入 500～1000ml → 15～30 分钟后观察排泄物的颜色、性状、量等。

16. 结肠造口灌洗应注意什么？

结肠造口灌洗须在专业人员指导下掌握灌洗操作，并使用专用灌洗设备。若灌洗过程中出现面色苍白、出冷汗、腹痛、头晕眼花或血压骤降、脉搏加快等情况，应立即停止灌洗。

17. 肠造口患者的复诊时间如何安排？

建议肠造口患者出院后 2～4 周、3 个月、6 个月各复诊一次，以后每半年一次或遵从医嘱要求定期复诊。

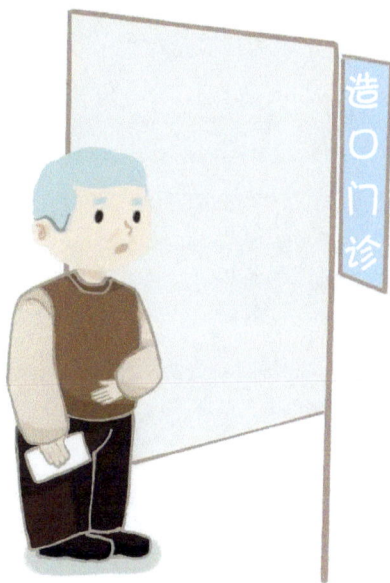

造口门诊复诊

第五章

走出居家护理误区

　　每个人都在修行中生活，也在生活中修行。路上有骄阳，有微风，也有坎坷。我们如何避开泥泞，少走弯路呢？本章将为您一一澄清肠造口自我护理中的常见误区，让您一路风和日丽，让"玫瑰人生"怒放！

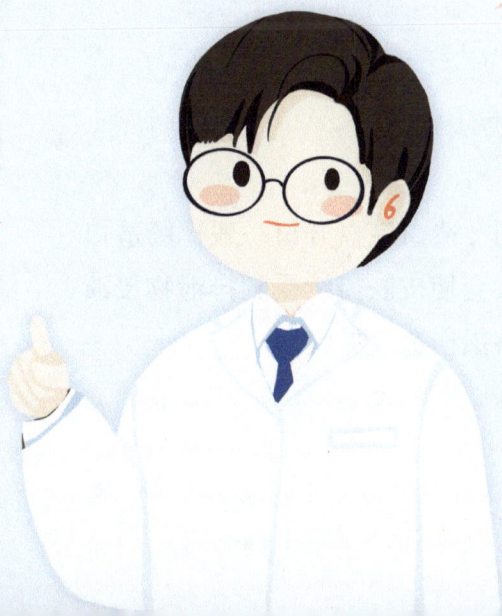

1. 清洁肠造口和周围皮肤必须使用生理盐水？

肠造口和周围皮肤的日常护理过程中，不需要使用生理盐水清洁，一般选择温水或不含消毒剂成分的湿巾即可。

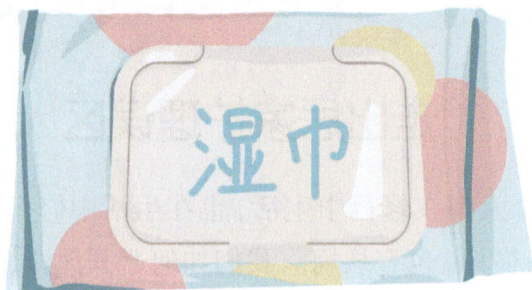

不含消毒剂的湿巾

2. 造口底盘上全部涂抹防漏膏会粘贴得更牢固？

造口底盘黏胶面如果全部涂抹防漏膏反而容易形成间隙导致渗漏；此外，更换造口底盘时，由于残留在皮肤上的防漏膏清除困难，会导致新的造口底盘难以粘贴。

3. 造口底盘裁剪宁大勿小？

造口底盘裁剪是至关重要的一步，造口底盘开口一般比肠造口根部大 1～2mm。造口底盘开口过大会使皮肤持续受到排泄物浸渍刺激，出现发红、破溃；过小则会摩擦损伤造口黏膜。

4. 透明的造口袋会更好使用吗？

术后早期需要观察造口情况和排泄物的性状、颜色，选择透明造口袋较为合适；康复期，造口袋的类型可以根据患者自身需求选择。

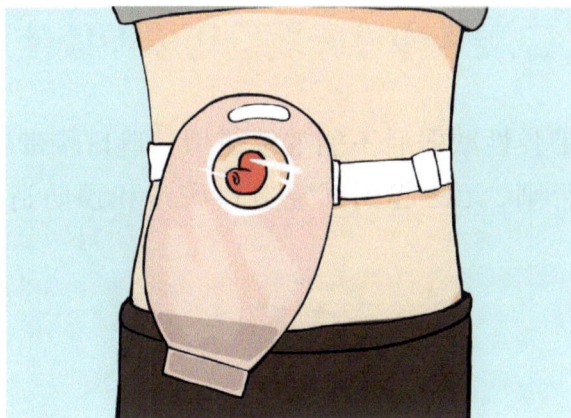

术后早期宜选择透明造口袋

5. 如果不每天更换造口底盘皮肤会发痒吗？

导致造口周围皮肤发痒的原因有很多，如造口用品过敏所致，还有饮食与治疗用药等因素。应找出发痒的原因，对症处理。

6. 造口底盘粘贴时间越长越好？

造口底盘粘贴时间过短、频繁揭除会导致肠造口周围皮肤受到损伤，甚至破溃；但粘贴时间过长会造成造口底盘黏胶溶解、揭除时黏胶残留不易清除，甚至浸渍、损伤皮肤。

7. 粘贴造口底盘前需要让皮肤暴露有休息期?

结肠造口清洁皮肤后可以适当暴露,让皮肤有休息期。回肠造口排泄物相对量大且稀薄,可能会随时排出,刺激造口周围皮肤,推荐清洁后及时更换新的造口袋。

8. 造口腰带弹性减弱仍可以继续使用?

造口腰带弹性减弱后不能继续使用。造口腰带应保持清洁、弹性良好;否则,无法起到固定造口底盘和预防造口并发症的作用。

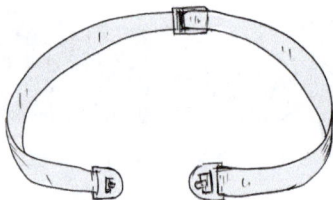

造口腰带

9. 肠造口患者的衣服需要提前定制吗?

肠造口患者的衣服不需要提前定制,以柔软、舒适、宽松为原则。腰带应松紧适宜,以免压迫、摩擦造口。

10. 冬天可以将造口底盘加热后使用?

天冷时可以将造口底盘用手均匀捂热,或者使用专用的造口底盘加热装置规范加热后使用。不可用灯烤、火烤等方式加热,以免导致局部烫伤，黏胶融化，破坏黏胶性能，影响底盘粘贴及揭除效果。

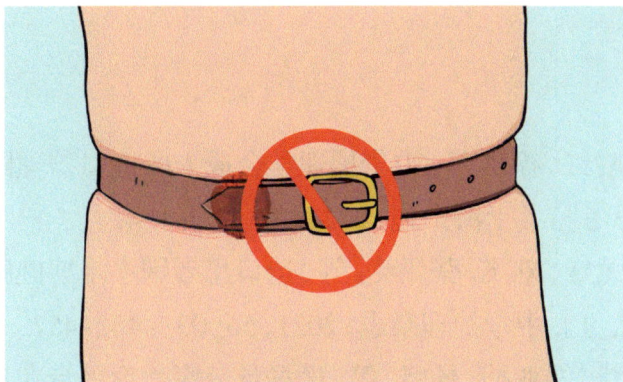

避免腰带压迫、摩擦造口

Q11. 排泄物如不及时倾倒会导致感染？

造口是肠道的一部分，肠道本身具有储存粪便的功能，造口黏膜不会因为沾染粪便引起感染。推荐排泄物达到造口袋容量的1/3～1/2满时予以排放。

参考文献

［1］孟晓红,徐洪莲.中华护理学会成人肠造口护理团体标准要点解读及思考［J］.上海护理,2021,21（06）:1-4.

［2］司龙妹,刘飞,张佩英,等.造口患者围手术期健康教育的最佳证据总结［J］.中华护理杂志,2021,56（03）:452-457.

［3］樊慧,猴亚楠,杨魁,等.微场景健康教育平台在永久性肠造口病人中的应用［J］.护理研究,2020,34（21）:3900-3903.

［4］朱灵芝,刘建花,代姗姗,等.结直肠癌患者住院期间造口并发症预警模型的建立与评估［J］.现代临床护理,2021,20（03）:1-7.

［5］裴琛,郭红,周玉洁,等.肠造口周围潮湿相关性皮肤损伤风险评估量表的构建与信效度检验［J］.护理学杂志,2023,38（17）:30-34.

［6］李牧玲,甄莉,朱木兰,等.肠造口患者造口周围潮湿相关性皮肤损伤预防及护理的最佳证据总结［J］.护理学报,2023,30（01）:41-46.

［7］封蔓,曹松梅,解红锋,等.肠造口病人造口旁疝非手术预防及管理的最佳证据总结［J］.护理研究,2021,35（17）:3042-3047.

［8］于丽嘉.结肠造口灌洗对永久性结肠造口术后患者生活质量的影响［J］.中国肛肠病杂志,2023,43（08）:57-59.

61